ཕན་གྲོགས་ཡིད་ཀྱི་དགའ་སྟོན།

《ཕན་གྲོགས་ཡིད་ཀྱི་དགའ་སྟོན་》དཔེ་ཚོགས་
རྩོམ་སྒྲིག་ཨུ་ལྷན་གྱིས་བསྒྲིགས།

སྨུག་པོའི་རང་གནས་

བཞི་ཡི་བརྟག་བཙོས་རྒྱ་མཚོའི་ཆུ་ཐིགས།

མཁའ་འགྲོ་འབུམ་གྱིས་བརྩམས།

ཀྲུང་གོའི་བོད་རིག་པ་དཔེ་སྐྲུན་ཁང་།

图书在版编目（CIP）数据

木布病四个自居位置的诊断及治疗：藏文/看召本著.—北京：中国藏学出版社，2023.8

（百姓益友系列丛书/仁青加，西日东智主编）

ISBN 978-7-5211-0129-4

Ⅰ.①木…　Ⅱ.①看…　Ⅲ.①消化系统疾病—诊疗—藏语　Ⅳ.①R57

中国版本图书馆CIP数据核字(2019)第024457号

木布病四个自居位置的诊断及治疗　　看召本 著

《百姓益友》丛书编委会 编

责任编辑　才让吉
封面设计　李建雄
出版发行　中国藏学出版社
排　　版　北京叶知舟文化传媒有限公司
印　　刷　廊坊市佳艺印务有限公司
版　　次　2023年11月第1版　2023年11月北京第1次印刷
开　　本　787mm×1092mm　1/32
印　　张　5.625
书　　号　ISBN 978-7-5211-0129-4
定　　价　21.00元

该图书若有质量问题，请与本社联系

E-mail：zangxue615@sina.com 电话：010-64917618

《ཕན་གྲོགས་ཡིད་ཀྱི་དགའ་སྟོན་》དཔེ་ཚོགས་
རྩོམ་སྒྲིག་པར་སྐྲུན་ཨུ་ལྷན།

ཀྲུའུ་རེན། ཧྲུང་ཐའོ།
ཀྲུའུ་རེན་གཞོན་པ། དབང་ཆེན།
ལས་གཞིའི་གཙོ་སྐྱོང་། མགོན་པོ་དར་རྒྱས།
ཁོངས་མི། ཚངས་པོ། ཡོང་ཧྲུང་། རྣམ་རྒྱལ་ཚེ་རིང་།
རྩོམ་སྒྲིག་འགན་འཁུར་བ། རྣམ་རྒྱལ་ཚེ་རིང་། ཚེ་རིང་སྐྱིད།
ཉི་མ་སྒྲོལ་མ། འབྲུག་རྒྱལ་མཁར། གཡུ་སྒྲོན།
པར་སྐྲུན་ལས་ཞབས་པ། ཝང་ཀྲུའེ། ཀྲང་ཞིན། ཧྲུང་ཐེན་ཀོ།

《ཕན་གྲོགས་ཡིད་ཀྱི་དགའ་སྟོན་》དཔེ་ཚོགས་ཀྱི་
རྩོམ་སྒྲིག་ཚོགས་ཆུང་།

གཙོ་སྒྲིག་པ། རིན་ཆེན་རྒྱལ། ཤེར་དོན།
གཙོ་སྒྲིག་གཞོན་པ། གངས་དགའ།
ཁོངས་མི། སྒྲོལ་དཀར། པདྨ་ནོར་བུ། རིན་ཆེན་སྐྱིད། མི་འགྱུར།
དཀའ་ཐུབ་འཚོ། ནོར་བུ་དོན་འགྲུབ། རྡོ་རྗེ་སྒྲོལ་མ།

འགོ་བརྗོད།

དེ་ཡང་གངས་དཀར་ལྷུན་པོའི་ཕྲེང་བས་ཡོངས་སུ་བསྐོར་ཞིང་ཡན་ལག་བརྒྱད་ལྡན་གྱི་ཆུ་བོ་ཆེན་པོ་རྨ་འབྲི་རྫ་གསུམ་དང་། རྟ་མཆོག་ཁ་འབབ། སེང་གེ་ཁ་འབབ་སོགས་ཀྱི་འབྱུང་ཁུངས། ད་ཤིས་མེ་ཏོག་དང་བྱ་རྒོད་སྤུག་པ། དབྱར་རྩ་དགུན་འབུ། དབང་པོ་ལག་པ་སོགས་ཡུལ་ཁམས་གཞན་དུ་མཐོང་དཀོན་པའི་སྨན་གྱི་འཁྲུངས་ཡུལ། རི་དྭགས་གླ་བ་དང་དགོ་བ། བཙོད། ཁ་ཤ། ཤ་བ། དོམ་ལ་སོགས་པ་རྩ་ཆེན་སྨན་སྣ་འཛོམས་པའི་སྲོག་ཆགས་ཕན་ཚུན་འཚེ་མེད་བག་ཕེབས་སུ་གནས་པའི་སྣ་ལའི་སྨན་ལྗོངས་འདིར། རིག་གནས་ཀྱི་འདབ་བརྒྱ་ལྷུག་པར་བཞད་ཅིང་མངོན་མཐོ་དང་ངེས་ལེགས་ཀྱི་གཞི་འོད་རྣམ་པར་བཀྲ་བ་དེ་ནི་མཐའ་ཡས་འགྲོ་བའི་སྡུག་བསྔལ་སེལ་ཞིང་གཞན་ཕན་རྗེས་སུ་འཛིན་བྱེད་ཀྱི་གསོ་བ་རིག་པ་ལས་མ་འདས་སོ། །ལོ་ངོ་སུམ་སྟོང་བརྒྱད་བརྒྱ་ལྷག་གི་ལོ་རྒྱུས་ལྡན་པའི་བོད་ཀྱི་གསོ་རིག་དེ་ནི་མཁས་དབང་རིམ་བྱོན་རྣམས་ཕ་ཡུལ་གྱི་ཉེ་དུ་དང་ཁ་བྲལ་ཞིང་ཚ་གྲང་དང་དཀའ་ངལ་ཐམས་ཅད་ཁྱད་དུ་བསད་དེ། བརྩོན་འགྲུས་ཀྱི་གོ་ཆ་ལེགས་པར་ཐོགས་ནས་རྒྱ་གར་

དང་། རྒྱ། ཁ་ཆེ། ཏ་ཟིག། གུ་གུ། ངོལ་པོ། བལ་པོ་སོགས་ཡུལ་གྱི་གཞན་དུ་ཕེབས་ཏེ་མཐའ་བཞིའི་གསོ་རིག་གི་ལེགས་ཆ་རྣམས་ཚུར་བསྡུ་ལེན་མཛད་པའི་རྨང་གཞིའི་སྟེང་སྤྱར་ཡོད་བོད་རང་གི་སྐྱེ་ཁམས་ཁོར་ཡུག་དང་། ཡུལ་དུས་གནམ་གཞིས་སོགས་དང་བསྟུན་ནས་གསོ་བྱེད་ཀྱི་ཉམས་མྱོང་རྣམས་ཕྱོགས་སྡོམ་བྱས་པ་ལས་ནད་ཐོག་ལག་ལེན་དང་རིག་གཞུང་མ་ལག་ཆ་ཚང་བའི་གསོ་བྱེད་ཀྱི་གཞུང་འདི་གཏན་ལ་ཕབ། ལྷག་དོན་བོད་ཀྱི་རྒྱལ་རབས་ཉེར་བརྒྱད་པ་ལྷ་ཐོ་ཐོ་རི་གཉན་བཙན་གྱི་དུས་དང་། རྒྱལ་དབང་ལྔ་པ་ཆེན་མོའི་དུས་ཏེ་སྔ་ཕྱིའི་དུས་སྐབས་གཉིས་ཀྱི་ནང་དུ་ཕྱི་རོལ་ནས་ཕེབས་པའི་མཁས་པ་དང་། བོད་རང་ཉིད་ཀྱི་དམ་པ་གོང་མ་རྣམས་ཀྱི་བཀའ་དྲིན་ཐུགས་རྗེ་ལ་བརྟེན་ནས་གསོ་བ་རིག་པའི་བསྟན་པ་ལ་སྤར་ལས་ལྷག་པའི་རླབས་ཆེན་འཕུར་མཆོང་གི་བསྐལ་པ་བཟང་པོ་བྱུང་ཡོད་པ་མ་ཟད། གསོ་རིག་གི་འཆད་ཉན་དལ་འགྲོ་རིང་མོའི་རྒྱུན་བཞིན་མ་ཉམས་པར་དུས་ད་ལྟའི་བར་དུ་གཅིག་ནས་གཅིག་ལ་བརྒྱུད་དེ་གནས་ཡོད་པ་མཁས་དབང་ཀུན་གྱི་འདྲེན་བྱེད་ཡུལ་དུ་མངོན་པ་དང་། ཐོས་འཛིན་ཡུལ་དུ་གསལ་བ་སོགས་སྨོས་མི་དགོས་སོ། །ཡིན་ནའང་དེང་སྐབས་ཚན་རྩལ་ཉིན་རེར་བཞིན་ཇེ་དར་དུ་འགྲོ་བའི་དུས་འདིར་མི་རྣམས་ཀྱི་འཚོ་བའི་ཆ་རྐྱེན་སྤར་ལས་ཇེ་ལེགས་སུ་གྱུར་པ་དང་མཉམ་དུ། གང་འདོད་དུ་གཏེར་ཁ་སྟོག་

འདོན་དང་། རྩེ་ཤིང་བཅད་འདྲེན། རྟུལ་ཕྲན་ཚོད་ལྟ་སོགས་བྱས་པའི་དབང་གིས་ཕྱིའི་འབྱུང་བའི་ཁོར་ཡུག་དང་གནམ་གཤིས་དྲོད་ཚད་ལ་འགྱུར་ལྡོག་མི་ཉུང་བ་བྱུང་ཞིང་། མི་རྣམས་འཚོ་བའི་དགོས་མཁོའི་དབང་གིས་སློབ་སྦྱོང་དང་ལས་དོན། འགྲན་རྩོད་བྱེད་པའི་ཁུར་ཐུར་ལས་ཇེ་ལྕི་རུ་གྱུར་ཞིང་ཟས་སྤྱོད་ཚུལ་བཞིན་དུ་བསྟེན་མ་ཐུབ་པར་འཁྲུགས་སྐམ་དུ་བཅུག་པའི་ཟས་ལྷག་ཟ་བ་དང་མགྱོགས་ཟས་རིགས་བསྟེན་པ། ཡང་ན་སྟོ་ཆག་གཉིད་ཆག་གི་འཚོ་བ་སྤྱོད་སྟངས་ཀྱིས་མ་ཞུ་བ་སོགས་ཁོང་ནད་ཐམས་ཅད་སློང་བ་དང་། ལྷག་དོན་དུ་རྗེ་ཚའི་ཟས་སྐམ་བསྟེན་དྲགས་པས་འདུས་ནད་བད་ཀན་སྨུག་པོ་ན་བའི་མི་ཚོགས་ཀྱི་གྲངས་ཀ་སྔར་ལས་ཇེ་མང་དུ་བསྐྱེད་ཡོང་། ཁོ་བོས་ལོ་བཅུ་ལྷག་གི་རིང་ལ་གཞི་རིམ་སྨན་ཁང་ནང་དུ་བད་སྨུག་ལ་བརྟག་བཅོས་བྱས་པའི་མྱོང་ཚོར་ཅུང་ཙམ་ཉར་ཚགས་བྱས་ཡོད་པ་དང་། ནད་ཐོག་ལག་ལེན་དང་ད་ཡོད་ཀྱི་གཞུང་འགྲེལ་ཁག་ལ་དཔག་ན་བད་ཀན་སྨུག་པོ་ཞེས་པ་ནི་རྒྱུ་མ་ཞུ་བ་ལས་བྱུང་བ་མ་ཟད། དྭངས་མ་མ་ཞུ་བའི་ཁྲག་ངན་དང་བསྡོངས་ནས་ངན་ཁྲག་རྫོལ་བ་སོགས་ཀྱི་མངོན་ཚུལ་ཐོན་པ་ལས་བད་ཀན་སྨུག་པོ་ཁྲག་གི་སྙིགས་མ་ཡིན་པར་ངོས་འཛིན་ཡང་བྱས་ཡོད། ནད་རིགས་འདི་ཉིད་ནད་སྣ་མང་བས་ལུས་ཀྱི་ཕྱི་ནང་བར་གསུམ་དུ་འབྲེལ་ཞིང་། འཁྲུལ་སོ་ཆེ་བས་མཁྲིས་ནད་དང་ཕོ་བའི་གཞེར་རྨེན་གྱི་ན་ཟུགས་

དང་འདྲ་བ། ན་ཚོད་ལ་ངེས་པ་མེད་པས་རྒན་དར་གཞོན་གསུམ་ལའང་ནད་འདིས་མནར་བ། ས་ཆུའི་རང་བཞིན་ལྡན་པས་གཉེན་པོ་སོ་དུས་བར་དུ་བསྟེན་དགོས་པ། ནད་ཀྱི་ངོ་བོ་ལྷེ་ཞིང་གཉེན་པོའི་སྨན་གྱིས་བཅོས་དཀའ་བའི་ནད་ཅིག་ཡིན།

༢༠༠༠ལོར་རྒྱལ་སྤྱིའི་བོད་སྨན་གྲོས་ཚོགས་ཐོག་འཛར་མན་གྱི་གསོ་རིག་མཁས་པ་ཞིག་གིས་བད་ཀན་སྨུག་པོ་ནད་འདི་ནི་མིའི་སེམས་ཁམས་དང་འབྲེལ་བ་ཤིན་དུ་ཆེ་བ་དང་། ནད་འདིས་འཚེ་བའི་མི་གྲངས་ལོ་རེ་བཞིན་ཇེ་མང་དུ་འགྲོ་བཞིན་ཡོད་པར་བཤད། འཛམ་གླིང་འཕྲོད་བསྟེན་ཚོགས་པས་བསྒྲགས་ཟིན་པའི་ཡིད་རྟོན་ཐོབ་པའི་ཡིག་ཆ་ལས། འཛམ་གླིང་མི་གྲངས་ཡོངས་ལས་དུང་ཕྱུར་བདུན་ཡས་མས་ལ་ནད་གཞི་འདི་ཉིད་ཀྱིས་མནར་བཞིན་ཡོད་པ་དང་། དེ་སྟར་ནད་འདི་བྱུང་ཟིན་ཀྱང་ད་ལྟ་དྲག་སྐྱིད་བྱུང་བའི་མི་ཚོགས་ཀྱང་མང་དུ་མཆིས། ནད་པའི་ལོ་གྲངས་ནི་དགུང་ལོ་༤༥ནས་༥༥བར་མང་ཤོས་ཡིན། ཕོ་བ་སྨུག་པོའི་ནད་རིགས་འདི་ལའང་བོད་སྨན་གྱི་གཉེན་པོ་བསྟེན་ན་ཤིན་ཏུ་དགའ་ངོ་ཆེ་བ་མ་ཟད། ཁྱད་པར་དུ་ཉེས་པའི་ལྡང་དུས་དང་བསྟུན་ནས་གཉེན་པོ་བསྟེན་ཐབས་ནི་བོད་ལུགས་གསོ་རིག་ལས་གཞུང་གཞན་གང་དུའང་རྙེད་པར་དཀའ་བའི་བླ་མེད་ཀྱི་བཅོས་ཐབས་ཤིག་རེད་ཅེས་གཟེངས་བསྟོད་ཀྱི་མེ་ཏོག་གཏོར། དེ་བཞིན་དུ་སྤྱི་ལོ་ཉིས་སྟོང་ལྔའི་ལོར་ཨོ་སྲུ

ཁྲི་ལི་ཡ་ཡི་གསོ་རིག་ཞིབ་འཇུག་པ་མ་ཞི་ཨར་དང་ཝོ་ལོན་ཟེར་བའི་ཚན་རིག་པ་རྣམ་གཉིས་ཀྱིས་ཕོ་བའི་ཟངས་ཚགས་ཀྱི་གནས་སུ་དུང་འཁྱིལ་དཀྱིབས་ཅན་གྱི་སྲིན་འབུ་ནར་མོ་ཞིག（幽门螺旋杆菌）གསར་དུ་ངོས་འཛིན་གནང་ཡོད། དེ་ནི་བད་ཀན་སྨུག་པོ་སྐྱེད་བྱེད་ཀྱི་རྒྱུ་ཐོག་མ་ཡིན་པ་དང་། དེ་ལ་འགོས་མཆེད་ཀྱི་རང་བཞིན་ལྡན་འདུག་ཅེས་ལྟ་ཚུལ་གསར་པ་བརྗོད་པས་༢༠༠༥་ལོའི་ནོ་པེར་གསོ་རིག་སྐོར་གྱི་གསེར་གྱི་རྟགས་མའི་བདག་པོར་གྱུར། ཁོང་གི་རྒྱུ་མཚན་འདི་དག་གིས་བདག་སེམས་རབ་ཏུ་བསྐུལ་ནས་དཔྱད་རྩོམ་འདི་འབྲི་དགོས་པའི་འདུན་པ་འགོག་མེད་དུ་སྐྱེས་སོ། །

དཀར་ཆག།

ལེའུ་དང་པོ། བད་ཀན་སྨུག་པོའི་མིང་གི་བརྡ་ཆད་དམ་གོ་དོན་བཤད་པ།

བད་ཀན་སྨུག་པོ་ཞེས་པ་ནི་ནད་ཀྱི་རྒྱུ་དང་རང་མདོག་ལ་བསྟོས་ནས་བཏགས་པའི་མིང་སྟེ། རླུང་མཁྲིས་བད་ཀན་ཁྲག་ཆུ་སེར་བཅས་མཚོན་བྱ་རྒྱུ་ཡི་སྒོ་ནས་འདུས་པའི་ནད་ཅིག་ཡིན། མཚོན་བྱེད་ནད་ཁམས་ཀྱི་རང་མདོག་ནི་རླུང་གི་ཚ་ནས་སྔོ་བ་དང་། མཁྲིས་པའི་ཚ་ནས་སེར་བ་བད་ཀན་གྱི་ཚ་ནས་དཀར་བ། ཁྲག་གི་ཚ་ནས་དམར་བ་སོགས་གཞི་གཅིག་ཏུ་འདྲེས་ནས་སྨུག་པོའི་མདངས་སུ་ཤར་བས་ན་སྨུག་པོ་ཞེས་བྱའོ། །ནད་འགྱུར་གྱི་བརྒྱུད་རིམ་ནི་གཙོ་བོ་ཁ་ཟས་མ་ཞུ་བ་རྒྱུ་རུ་བྱས་ཤིང་ས་ཆུའི་ཁམས་འཕེལ་དྲགས་པས་ཕོ་བའི་མེ་དྲོད་ཉམས་ཟད་ཏུ་སོང་སྟེ་མྱུག་བཞུ་དྭངས་སྙིགས་ཚུལ་བཞིན་དུ་བྱེད་མ་ཐུབ་པའི་ངན་ཁྲག་དེ་ཉིད་ཕོ་བ། མཆིན་པ། རྒྱུ་མ། ལོང་ཀ་སོགས་འཛུ་བྱེད་མ་ལག་གི་གནས་སུ་བྱེར་རྒྱས་འཁྱིངས་འདྲིལ་གྱི་ཚུལ་དུ་མཆེད་པར་བྱེད་པ་ཡིན་ལ། རྒྱུད་ཆུང་ལས། དེ་ལས་དང་པོ་སྨུག་པོ་རྒྱས་པ་ནི། །ཕོ་བ་མཆིན་པ་རྒྱུ་མ་ལོང་བཞི་བསྙོངས། །བད་ཀན་ཁྲག་མཁྲིས་རླུང་དང་མ་ཞུ་

བས། །བད་ཀན་རྒྱས་བསྐྱེད་ཁྲག་མཁྲིས་རླུང་དང་བསྡོངས། །ཁ་དོག་དུ་ཁུ་འགྱུར་པས་སྨུག་པོ་འདོད། །ཅེས་དང་། ཟིན་ཏིག་ལས། ང་བོ་བད་ཁྲག་རྣམ་པ་གཉིས། །མཁྲིས་པའི་དྲོད་ཀྱིས་རྡུལ་བ་ཡིན། །དུ་ཁུར་འདྲེས་པའི་སྙིགས་མ་སྟེ། །སྨུག་པོ་ཞེས་སུ་བརྗོད་པ་ཡིན། །ཞེས་དང་། འབུམ་ཁུ་ཚུར་ལས། རྒྱ་གར་བ་ནི་ཧྲི་ཁྲག་ཆེན་མོ་ཟེར། །བོད་ནི་བད་ཀན་སྨུག་པོ་ཟེར། །ང་བོ་ཁྲག་ལས་གྱུར་པ་ཡིན། །མཁྲིས་པའི་དྲོད་ཀྱིས་རྡུལ་བ་ཡིན། །མཆིན་པ་མཆེར་བ་ཁྲག་གི་གནས། །ཡིན་ཕྱིར་བད་ཀན་བསྟེན་པ་ཡིན། །ཕོ་བ་ཉེས་པ་གསུམ་གྱི་གནས། །ཡིན་ཕྱིར་གནས་དེར་གསོག་པའི་ས། །རྒྱུ་ཡོང་ཐུར་དུ་འགྲིམ་པ་ཡིན། །དེ་ཡང་དོན་སྣོད་འབྲེལ་བའི་ཕྱིར། །མཁལ་མ་ལ་ཡང་སྨུག་པོ་འགྲིམ། །དང་པོ་འབྱུང་བའི་རྒྱུ་ཉིད་ནི། །ཕོ་བའི་གནས་སུ་བད་མ་ཞུ། །མཆིན་པའི་གནས་སུ་ཁྲག་མ་ཞུ། །ཡོང་ཀའི་གནས་སུ་མཁྲིས་མ་ཞུ། །ང་བོ་མཆིན་མཆེར་ཁྲག་ལས་བྱུང་། །རྡུལ་བའི་ངན་ཁྲག་སྙིགས་མ་སྟེ། །འདུས་ནད་སྨུག་པོ་ཞེས་སུ་བརྗོད། །ཅེས་གསུངས། གཙང་སྟོད་དར་མ་མགོན་པོས་མཛད་པའི་ཟིན་ཏིག་ལས། རྒྱ་གར་ཁྲག་མཛོད་ཆེན་མོ་ཟེར། །བོད་དུ་འདུས་ནད་སྨུག་པོ་ཟེར། །ང་བོ་བད་ཁྲག་སྙིགས་མ་སྟེ། །དྲོད་ཀྱིས་རྡུལ་བའི་སྐབས་རོ་ནི། །ཕོ་མཆིན་ལ་སོགས་རྒྱུ་བ་དང་། །ནད་རྟགས་མ་ངེས་སྣ་ཚོགས་འབྱུང་། །སྨན་དཔྱད་ཟླ་བའི་རྒྱལ་པོ་

ལས། །སྨུག་པོར་མཆིན་ཁྲག་ཕོ་བར་ལྷུང་། །འགྲམས་འཁྲུགས་རྙོངས་པ་དག་ལས་འབྱུང་། །མཚན་ཉིད་ངོ་སྨུམ་དུད་ཀ་སྐྱུག །དང་ག་མི་བདེ་ལུས་ལྕི་འོ། །ཞེས་གསུངས་པ་ལྟར་སྨུག་པོའི་ནད་ཀྱི་ནད་འགྱུར་གྱི་ངོ་བོ་དང་བརྒྱུད་རིམ་སོགས་གསལ་པོར་གསུངས་ཡོད་ལ། གཞན་དུའང་ཁྲག་སྐྱིགས་དེ་ཉིད་འཁོར་སྐྱོད་དུས་ཀྱི་སྤྲ་ཕྱི་ལྟར་ན། ནད་ཁྲག་དེ་ཉིད་མཆིན་པ་ལས་ཕྱིར་ལྷག་ལོག་རྒྱབ་སྟེ་ཙ་ཕྲན་དག་ལས་ཕོ་བར་སླེབས། དེ་ནས་ཕོ་བ་སོགས་འཇུ་བྱེད་མ་ལག་དག་ཏུ་འགྲམས་སྟེ་ནད་འགྱུར་གྱི་ངོ་བོར་གྱུར། འབབ་གནས་གནད་ཀྱི་དབང་དུ་བྱས་ན། ཕོ་བ་དང་རྒྱུ་འགོ་གཉིས་གཙོ་གནས་དུ་འཛིན་པ། འབབ་གནས་ལན་གྲངས་མང་ཉུང་གིས་དབང་དུ་བྱས་ན། ཟངས་ཚགས་ལུ་གུའི་མགོར་སྨུག་པོའི་ནད་བབས་ཡོངས་ཀྱིས་བརྒྱ་ཆའི་གྱ་ལྔ་ཟིན། འོན་ཀྱང་ནད་འགྱུར་གྱི་རྣམ་པ་ལས་རླུང་མཁྲིས་བད་ཀན་རྐྱང་པའི་ནད་མཐོང་བ་དཀོན་པས་འདུས་ནད་སྨུག་པོ་རང་གནས་སུ་ཉེས་པ་ཤས་ཆེ་ཆུང་དབང་གིས་ནད་ཀྱི་རྣམ་པ་མང་པོར་འགྱུར་བ་ཡོད། དེ་ཕྱིར་ཁོ་བོའི་ནད་ཐོག་ལག་ལེན་གྱི་མྱོང་ཚོར་རྣམས་ཕྱོགས་སྡོམ་བྱས་ནས་བཤད་ན། སྤྱིར་ཕོ་བ་སྨུག་པོ་ཟེར་བའི་ནད་འདི་ནི་ཉེས་པའི་ཐོག་ནས་བཤད་ན་རླུང་མཁྲིས་བད་ཀན་ཁྲག་བཅས་པ་མཉམ་དུ་འདུས་པའི་ནད་ཅིག་ཡིན་པས་དེར་འདུས་པ་སྨུག་པོའི་ནད་ཅེས་དཔེ་མཚོན་སྒོ་ནས་གསུངས་པ་དང་། གནས་ཀྱི་སྒོ་ནས་

བཤད་ན། ཕོ་བ། མཆིན་པ། རྒྱ་མ། ལོང་ཀ་སོགས་འཇུ་བྱེད་མ་ལག་ཡོངས་དང་འབྲེལ་བ་ཡོད་པ་ཞིག་ཏུ་ངོས་འཛིན་ཅིང་། ནད་ཐོག་ལག་ལེན་སྐབས་སུ་ནད་འགྱུར་གྱི་ངོས་ལ་གཞིགས་ན་ཕོ་བ་དང་ཟངས་ཚགས་ལུ་གུའི་མགོའམ་རྒྱུ་སོར་བཅུ་གཉིས་ཀྱི་ཡུལ་དུ་རྨ་རུལ་དོན་པའི་ནད་ཅིག་ཡིན་པ་ལ། ས་ཆུའི་རང་བཞིན་འཕེལ་དྲགས་པས་གཉེན་པོ་ལེན་དཀའ་ལ་ཡུན་བསྲིངས་ནས་སྨན་བཅོས་བྱས་ན་མ་གཏོགས་དུས་ཡུན་ཐུང་ངུའི་ནང་བཅོས་སྐྱིད་མི་སྟེར་པའི་ནད་རིགས་ཤིག་རེད།

ཕྱི་ལུགས་གསོ་བྱེད་དག་གིས་སྤྱི་ལོ་༢༠༠༥ནས་བཟུང་ཚན་ཞིབ་པ་མ་ཤེ་ཨར་དང་ལྷུའུ་ལོན་རྣམ་གཉིས་ཀྱི་རྗེས་སུ་འབྲང་སྟེ་བད་ཀན་སྐྲུག་པོའི་ནད་རྒྱུ་གཙོ་བོ་ནི་སྲིན་འབུ་ཞིག་ཡིན་པར་ངོས་འཛིན་བྱས་ཡོད་པ་དང་། དེ་ལའང་འགོས་མཆེད་ཀྱི་རང་བཞིན་ཀྱང་ལྡན་ཡོད་ཅེས་ནད་རྒྱུའི་ངོས་འཛིན་ཐད་བལྟ་ཚུལ་གསར་པ་བཏོན་ཡོད། དུས་དེ་ནས་བཟུང་རང་རྒྱལ་གྱི་དེང་རབས་གསོ་རིག་ལས་གཉེར་པ་མང་ཆེ་ཤོས་ཁོ་གཉིས་ཀྱི་འདོད་ཚུལ་ལ་འཐད་དེ། ནད་རྒྱུ་ཁྲག་ཀླིགས་ཡིན་པ་དང་། ནད་དེ་སེམས་ཁམས་ལ་འབྲེལ་བ་ཡོད་པ་སོགས་ཕྱོགས་ཡོངས་ནས་དོར་ཏེ་སྨན་བཅོས་བྱེད་ཐབས་གཙོ་བོར་ནད་སྲིན་འཇོམས་བྱེད་ཀྱི་སྨན་གྱི་ནུས་ཤུགས་ཆེ་རུ་བསྐྱེད་ནས་བསྟེན་པ་དང་། དེ་ལྟར་བཅོས་ཐབས་ནད་ངོས་འཛིན་ཚུལ་མི་འདྲ་

པའི་དབང་གིས་ནད་འདིའི་རྒྱུ་རྐྱེན་ལ་རྩོད་གླེང་མི་ཉུང་བ་བཟོས་ཤིང་ནད་འགྱུར་གྱི་ངོ་བོ་ལ་གཅིག་གྱུར་གྱི་ལྟ་ཚུལ་ཞིག་གྲུབ་དཀའ་བར་སྣང་། ཡིན་ནའང་ཁོ་བོས་མཐར་སྦྱི་སྡོམ་བརྒྱབ་པ་འདི་སྨུག་པོ་ནད་གཙོ་ཆེར་འཇུ་བྱེད་ཀྱི་གནས་གཞི་དག་ལ་འཇུག་ཚུལ་དང་ནད་བབས་ཀྱི་ངོ་བོ་ཙམ་སྟོན་པ་ལས་རྒྱུད་དགོངས་གསལ་བར་བརྒྱན་པའི་གཏམ་ཞིག་ཏུ་མངས་སོ། །

ལེའུ་གཉིས་པ། ནད་ཀྱི་རྒྱུ་རྐྱེན་བཤད་པ།

དང་པོ། ནད་ཀྱི་རྒྱུ་བཤད་པ།

ནད་ཀྱི་རྒྱུ་ནི་བད་ཀན། ཁྲག་མཁྲིས་པ། རླུང་སོགས་རང་བཞིན་རྒྱུ་ཡི་སྒོ་ནས་འདུས་པ་ཡིན། སྤྱིར་རྒྱུ་ཞེས་པ་ནི་སྐྱེད་བྱེད་དང་སྐྱེད་བྱེད་ཀྱི་གྲོགས་སུ་གྱུར་པའི་ཉེར་ལེན་བྱེད་མཁན་ཞིག་ལ་ངོས་འཛིན་བྱས་ཆོག། དཔེར་ན་བུམ་པ་བཟོ་བའི་སྐབས་སུ་བུམ་པ་བཟོ་བྱེད་ཀྱི་རྒྱུ་རུ་གྱུར་པའི་འཇིམ་པ་ནི་བུམ་པའི་དངོས་རྒྱུ་ཡིན་ལ་བཟོ་མཁན་གྱི་མི་ནི་ཉེར་ལེན་གྱི་རྒྱུ་ཡིན་པར་བརྗོད་ཆོག། འོན་ཀྱང་ལྟོས་ས་ལྟོས་འཛོག་གི་དབང་དུ་བྱས་ན་རྐྱེན་ཡང་རྒྱུའི་ཁོངས་སུ་བཞག་ཆོག་ལ། སྐབས་དོན་ནད་ཀྱི་རྒྱུ་ནི་ལུས་དང་ལྷན་སྐྱེས་སུ་གནས་པའི་ཉེས་གསུམ་འཕེལ་འགྲིབ་ཧ་མ་སོང་བར་བཏང་སྙོམས་སུ་གནས་པའི་ཉེས་པ་ལ་དགོངས་ནས་བཤད་པ་ཡིན། ཕན་ཚུན་འཁྲུགས་པར་བྱེད་པའི་ལྷན་ཅིག་བྱེད་རྐྱེན་ནི་ཟས་སྤྱོད་མི་འཚམ་པ་བསྟེན་པས་ནད་སློང་བར་བྱེད་པ་ཡིན། གསུང་རབ་སྤྱིའི་དབང་དུ་བྱས་ན། རྒྱུ་དང་རྐྱེན་ནི་ཕན་ཚུན་ཟུང་འབྲེལ་གྱི་ཚུལ་དུ་གནས་པ

དང་སྡོམ་བཅོས་རང་བཞིན་གྱི་ཁྱད་ཆོས་ཤིག་འཛོམས་ཡོད་པ་ནི་རྟག་པར་རྟོགས་པའི་ཚད་མའི་ཡུལ་དུ་གྱུར་ཡོད། འོན་ཀྱང་འདུས་ནད་སྨུག་པོའི་རྒྱུ་རྐྱེན་བཤད་པའི་སྐབས་ལ་ཁ་ཅིག་གིས། བད་ཀན་སྨུག་པོ་ཁྲག་གི་སྐྱིགས་མ་ཡིན། །ཞེས་པའི་རྒྱུད་ཚིག་འདི་ལ་དཔྱད་པ་བཏང་སྟེ་བད་སྨུག་གི་རྒྱུ་དང་རྐྱེན་ནི་འགྲམས་ཁྲག་དང་མཚོན་ཁྲག་ཁོ་ན་ལས་གྱུར་པ་ཡིན་པར་འདོད་དེ། གཞན་ཉེས་པ་རླུང་མཁྲིས་བད་ཀན་སོགས་དང་འབྲེལ་བ་ཆེར་མེད་ཅེས་བརྗོད། རྒྱུ་མཚན་ནི་སྨུག་པོའི་ནད་རྟགས་དང་ནད་མདོག་བཅོས་ཐབས་སོགས་ལ་ཐོག་མཐའ་བར་གསུམ་དུ་ཁྲག་གཙོ་གནས་སུ་བཞག་ནས་བསྟན་ཡོད་པ་ལས་ཉེས་པ་རླུང་མཁྲིས་བད་ཀན་ཡང་གཙོ་གནས་སུ་བཞག་མེད་ཅེས་བཤད། དེ་ལྟར་བརྗོད་པའི་ཤེས་འདོད་ཆོས་ཅན་དེའི་གོ་བ་ལེན་སྟངས་ནི་རྒྱུད་ཀྱི་མཐའ་དཔྱོད་ཀྱི་ཚིག་ཙམ་གྱི་གོ་བ་ལས་རྒྱུད་ཀྱི་སྤྱི་ཁོག་ལ་བསམ་གཞིགས་མ་བཏང་བའི་སྐྱོན་དུ་དོགས། ཅིའི་ཕྱིར་ཞེ་ན། རླུང་མཁྲིས་བད་ཀན་ནི་བོད་ལུགས་གསོ་རིག་རིག་གཞུང་གི་ཡང་ཉིང་དང་། ནད་ཀྱི་སྣ་འདྲེན་དང་མཇུག་བསྡུས་པའི་ལས་བྱེད་མཁན་གྱི་གཙོ་བོ་ཡང་ཡིན། དེ་ལ་བརྟེན་ནས་གསོ་རིག་གི་གཞུང་ལུགས་དང་རྟགས་བཅོས་སོགས་གྲུབ་པ་ཡིན་ཞིང་། གལ་ཏེ་དེ་དོར་ཚར་ན་བོད་ཀྱི་གསོ་རིག་གི་གྲུབ་ཆའི་གཙོ་བོ་ཡང་བྲ་ཕུ་རླུང་ལ་གཏོར་བ་བཞིན་ཤུལ་མེད་དུ་གྱུར་པའི་ཉེན་ཁར་འདུག་གོ །ཉེས་

གསུམ་གྱི་རྣམ་གཞག་ནི་བོད་ལུགས་གསོ་རིག་གི་སྙིང་གཞིའི་ལེའུ་ལས་མཇུག་དོན་ཡོངས་གཏད་པར་མེད་དུ་མི་རུང་བའི་བརྗོད་བྱ་གཙོ་བོར་གྱུར་ཡོད་པ་སྨོས་མ་དགོས། གནས་སྐབས་མ་སྙིང་པ་ཙམ་ལས་ནད་རྒྱུར་མི་འགྲོ་ཅེས་བརྗོད་པ་ནི་བབ་ཅོལ་གྱི་གཏམ་ཁོ་ན་ཡིན་པར་བསམ་མོ། །ཁྲག་ནི་ཟས་སྙམ་གྱི་དྭངས་མའི་འཚོ་བཅུད་འདུས་པའི་གཤེར་ཁུ་ཞིག་དང་ལུས་ཟུངས་ཀྱི་རྒྱུན་བསྲིངས་བྱེད་ལ་མེད་དུ་མི་རུང་བའི་ཟུངས་ཀྱི་ཆ་ཤས་གཉིས་པ་ཡིན། དེ་ནད་ཀྱི་རྒྱུ་རུ་བཞག་པའི་ངེས་དོན་ནི་རྣམ་པར་མ་གྱུར་པའམ་ངོ་བོ་སྙོམས་པར་གནས་པ་ལས་ལུས་ལ་ཕན་ཞིང་སྲོག་འཚོ་བྱེད་ཀྱི་རྒྱུ་ཡིན་པ་དང་། དེ་ལས་ལྡོག་སྟེ་རྣམ་པར་གྱུར་པའི་རྗེས་སུ་ལུས་ཟུངས་སྲེག་བྱེད་ཀྱི་རྒྱུ་རུ་འགྱུར་ཏེ་ཚབ་ཐམས་ཅད་ཀྱི་རྟེན་དུ་ངེས། ཡན་ལག་བརྒྱད་པ་ལས། ཉེས་པ་གཞན་ལྟར་ཁྲག་དང་ནི། །གཞན་གྱི་དབང་གིས་ཉེས་མིན་ཀྱང་། །དེ་ནི་ཏིལ་མར་ཚིག་པ་ལྟར། །ནད་ཀྱི་རྒྱུ་རུ་བཞག་པ་ཡིན། །ཞེས་གསུངས། སྤྱིར་ཁྲག་ནི་ལུས་ཟུངས་ཡིན་ཀྱང་རེས་འགར་ནད་ཀྱི་རྒྱུ་རུ་འགྲོ་ནི་རང་སྲིད་དཀྲ་ལ་ཡོག་པ་ལྟར། ཏིལ་མར་རང་ཚིག་པའི་རྒྱུ་རང་གིས་བྱས་པ་ལྟར། རེས་འགའ་ནད་ཀྱི་རྒྱུ་རུ་བཞག་པའོ། སྐབས་འདིར་ནད་འགྱུར་གྱི་ངོ་བོའི་རང་བཞིན་ལ་ལྟོས་ནས་ནད་ཀྱི་རྒྱུ་རུ་བཞག་པ་ཡིན། མན་ངག་རྒྱུད་ལས། ཁོང་ནད་ཕལ་ཆེར་སྨུག་པོ་རྒྱུ་ཡིས་བསྐྱེད། །མི་མཁས་སྦྱོང་པས་དུག་ཏུ་

འཛིན་པ་དང་། །ལ་ལས་ཚ་བ་ལ་ལས་གྲང་བར་འཛིན། །ལ་ལས་ས་བདག་གདོན་དུ་འཛིན་པ་ཡོད། །དེ་ཕྱིར་སྨུག་པོའི་ནད་ལ་བྱ་ར་སྒྲིམས། །ཞེས་ནད་གཞི་འདི་ཉིད་ནད་ཀུན་འདུས་ཤིང་རྣམ་གྲངས་མང་བ་དང་། འཁྲུལ་སོ་ཆེ་བས་བརྟག་པར་དཀའ་བ་དང་། ནད་གཞི་ལྕི་ལ་ཡུན་དུ་མནར་བས་བཅོས་ཐབས་ཀྱང་ཤིན་ཏུ་དཀའ་བ་ཡིན། ཉེས་པ་རླུང་མཁྲིས་བད་ཀན་སྦྲེས་པའི་སྐབས་སུ། གོ་རིམ་སྒྲིག་སྟངས་ལྟར་ན། ཐོག་མར་རླུང་དང་། བར་དུ་མཁྲིས་པ། མཇུག་ཏུ་བད་ཀན་ཡིན་དགོས་ཀྱང་། བད་ཀན་སྨུག་པོའི་སྐབས་འདིར་གོ་རིམ་བཟློག་སྟེ་སྦྲེས་པ་ལ་དགོས་པ་ཅི་ཡོད་སྙམ་ན། བད་ཀན་དང་ཁྲག་ཐོག་མར་བགོད་པ་ལས་སྨུག་པོའི་རྒྱུ་གཙོ་བོ་འདི་གཉིས་ཡིན་པར་གོ་ནུས་པས། རྒྱུ་འདི་དག་ལས་སྔ་མ་སྔ་མ་གཙོ་བོ་དང་ཕྱི་མ་ཕྱི་མ་ཕལ་པ་ཡིན་པར་མཚོན་ནུས་པས་དགོས་པ་ཁྱད་པར་ཅན་ཡོད་དོ། །ཞེས་བད་ཀན་སྨུག་པོའི་རྒྱུ་ལའང་རླུང་མཁྲིས་པ་བད་ཀན་ཁྲག་ཆུ་སེར་སོགས་སྣ་མང་དུ་བཞག་སྟེ་བསྟན་ཡོད།

གཉིས་པ། ནད་ཀྱི་སློང་རྐྱེན་བཤད་པ།

སྐྱེད་བྱེད་ཀྱི་སློང་རྐྱེན་གཙོ་བོ་ནི་གོང་གི་ནད་རྒྱུ་སློང་བའི་སྐབས་སུ་ཚིག་ཟུར་དུ་རྒྱུ་རྐྱེན་ཕན་ཚུན་ཟུང་འབྲེལ་གྱི་ཚུལ་དུ་རགས་

ཅམ་ཞུས་ཡོད། དེ་ཙུང་ཙམ་རྒྱས་པར་བཤད་ན། ཚ་རྐྱེན་དང་གྲང་རྐྱེན་གཉིས་སུ་དབྱེ་ཡོད་དེ། སྨུག་པོ་ཚ་རྐྱེན་ནི་འགྲམས་ཁྲག་ལྷག་ནས་རྒྱས་པ་དང་། མཚོན་ཁྲག་ཁོག་པའི་ནང་དུ་ལུས་པ་དེ་ཉིད་མཆིན་པའི་སྙིང་དུ་ལྷུང་བའམ། ཡང་ན་རོ་ཚ་ཞིང་སྐྱུར་བའི་ཟས་ཀྱིས་ཁྲག་འཕེལ་པ་དེ་ཉིད་མཆིན་པར་སོང་ནས་མཆིན་པ་ཆེ་རུ་རྒྱས་བྱེད་ཀྱི་ངན་ཁྲག་དེ་དག་ལུས་ཟུངས་སུ་འགྱུར་དུ་མ་འདོད་པར་མཆིན་པའི་གནས་བརྒྱུད་ཕོ་བར་བབས་ཤིང་ལྷུང་བ། ཕོ་བ་ནི་བད་ཀན་གྱི་གནས་ཡིན་ཕྱིར་ཁྲག་དང་བད་ཀན་འདྲེས་པས་དྲོད་ཀྱིས་རུལ་ནས་རིམ་བཞིན་རྒྱུ་མར་ལྷུང་། སྐྱར་རྒྱུ་མའི་ནང་དུ་མཁྲིས་ཁུ་དང་འདྲེས་པས་ཁ་དོག་ནག་སྨུག་རུད་ཁུར་ལྟ་བུར་འགྱུར་བ་དང་། དེ་ནས་ཤོང་དུ་འཕྱུགས་ཏེ་རླུང་དང་བསྡོངས་པར་འགྱུར་རོ། །ཚུལ་དེ་ལྟ་བུ་མིང་ལ་སྨུག་པོ་ཡས་ནས་མར་རིམ་གྱིས་བབས་པས་ཡས་བབས་ཞེས་སུ་འདོད་ཅིང་བཏགས་པ་ཡིན་ནོ། །ཟིན་ཏིག་ལས། ཛ་ཕོ་བད་ཁྲག་རྣམ་པ་གཉིས། །མཁྲིས་པའི་དྲོད་ཀྱིས་རུལ་བ་ཡིན། །ཞེས་གསུངས།

གྲང་བའི་རྐྱེན་ནི་འཇུ་དཀའ་བའི་ཟས་དང་། མི་འཕྲོད་པའི་ཟས་བསྟེན་པའི་རྐྱེན་གྱིས་ཕོ་བར་སླེབས་ནས་མ་ཞུ་བ་དེ་ཡིས་བེ་སྐབས་མང་དུ་འཕེལ་བར་འགྱུར། དེ་ལྟར་འཕེལ་བའི་རྐྱེན་ལས་མེ་མཉམ་རླུང་དང་མཁྲིས་པ་འཇུ་བྱེད་ཀྱི་མཐུ་ཉམས་པས་ཟས་སྐོམ་

རྣམས་དྭངས་སྙིགས་ལེགས་པར་མ་ཕྱེད་མ་ཐུབ་པར་མཆིན་པའི་གནས་སུ་ཐོར་བར་འགྱུར་རོ། །དེ་དག་ཐུངས་སུ་མ་གྱུར་པའི་ཁྲག་ངན་རྣམས་མཆིན་པར་རྒྱས་ཏེ་ཡུན་རིང་སོན་པས་ན་མཆིན་པར་མ་ཐོང་བར་ཁ་ལུད་ནས་གོང་བཞིན་ཕོ་བར་ཕྱིར་ལྡུང་བ་དང་། དེ་ཉིད་ནི་མ་ཞུ་བའི་རྒྱུ་གཙོ་བོ་ཡིན་པས་བད་ཀན་གྲང་ཤས་ཆེ་ལ་སྨུག་པོ་རང་གནས་སུ་གབ་པས་ཕ་ལྟར་གཞའ་བར་བྱེད་པས་ན། དེ་ལ་སྨུག་པོ་མས་ཆགས་ཞེས་བྱ་བར་འདོད་དོ། །ལེགས་བཤད་གསེར་རྒྱན་ལས། ཕ་ལྟར་གཞའ་བ་ནི་ཕ་ལྟར་གབ་པ་སྟེ་གཞའ་ཞེས་བྱའོ། །སྦ་བར་བྱེད་པའམ་གབ་པར་བྱེད་པ་ལ་སྨུག་པོ་གྲང་རྒྱན་མས་ཆགས་ཞེས་བརྗོད། ཚ་རྒྱན་དང་གྲང་རྒྱན་གཉིས་གང་ལས་གྱུར་ཀྱང་དྭངས་སྙིགས་ལེགས་པར་མ་ཕྱེད་པའི་ངན་ཁྲག་སྟེ། དང་པོ་ཕོ་བ་ནས་མཆིན་པར་རྒྱས་པ། མཆིན་པར་མ་ཐོང་བས་ཡང་བསྐྱར་ལྟག་ལོག་བརྒྱབ་པའི་ཚུལ་དུ་ཕོ་བར་ལྡུང་ནས་འབྱུང་བ་ཁོ་ནའོ། །

ལེའུ་གསུམ་པ། ཕོ་མཆིན་རྒྱ་ལོང་བཞི་ཡི་གནས་ལུགས་བསྟན་པ།

དང་པོ། ཕོ་བའི་གནས་ལུགས་བསྟན་པ།

༡. ཕོ་བའི་ངེས་ཚིག་བསྟན་པ།

མེ་དྲོད་གསུམ་གྱི་གནས་ཕོ་བ་ཞེས་པའི་སྒྲ་བཤད་སྦྱར་བ་ཡིན་ཏེ། སློབ་དཔོན་ཆེན་མོ་གོ་འཇོ་དབང་འདུས་མཆོག་གིས་མཛད་པའི་ཕོ་བའི་རྣམ་བཤད་ལས། ཕོ་བའི་ངེས་ཚིག་ནི། ཕོ་བར་ཚུད་པའི་ཟས་སྐོམ་རྣམས་རྒྱུ་ལོང་གཉིས་ལ་བསྐྱོད་ནས་བཤད་ན་རང་གི་གནས་སུ་ཡུན་རིང་མི་གནས་པར་རྒྱུ་མའི་གནས་སུ་ཕྱིར་འབྱིན་པར་བྱེད་པའི་དོན་ཏེ། ཞེས་གསུངས་པ་དང་། སྟག་ཚང་ལོ་ཙཱ་བ་ཤེས་རབ་རིན་ཆེན་གྱིས་རོ་དྲུག་ཟས་སྐོམ་ཟོས་པ་རྣམས། མྱུག་བཞུ་འདྲེས་པར་སྦྱུངས་པ་དང་། ཕུར་དུ་བཏང་ཞིང་ཕོ་བའི་ཕྱིར། དེ་ལ་ཕོ་བ་ཞེས་སུ་བཤད། ཅེས་གསུངས་པས་སོ། །

༡. ཕོ་བའི་ཆགས་དབྱིབས་དང་གནས་ས་བསྟན་པ།

ཕོ་བ་ནི་ལ་ཕུག་གི་དབྱིབས་དང་འདྲ་བར་སྟོད་ཆེ་ལ་སྨད་ཕྲ་བའི་འཇུ་བྱེད་མ་ལག་གི་གྲུབ་ཆ་གཙོ་བོ་ཞིག་ཡིན། དེ་ནི་ཕྱིར་སྣངས་བྱང་ཁོག་སྟོད་ཀྱི་དཀྱིལ་དབུས་དང་ལྷེན་སྙེའི་འོག་གཡམ་ནས་རྩིབ་ལོགས་གཡོན་དུ་འཁྱོགས་ནས་ཆགས་ཡོད་ཕོ་བར་ཁ་ཟས་ཟོས་པའི་མང་ཉུང་གི་རྐྱེན་གྱིས་ཆེ་ཆུང་དང་དབྱིབས་གཟུགས་རྒྱུན་ལྡན་མིན་པའི་འགྱུར་ལྡོག་ཡོང་གི་ཡོད་ལ། ད་དུང་ཕོ་བའི་གཡས་ངོས་སུ་མཆིན་པ་དང་གཡོན་ངོས་སུ་མཆེར་པ། རྒྱབ་ཀྱི་མར་ངོས་སུ་གཞེར་རྨེན་དང་རྒྱབ་ཀྱི་དཀྱིལ་དབུས་སུ་ཁྲག་རྩའི་སྡོང་བུའམ་སྲོག་རྩ་ཆགས་ཡོད་སྐབས་ཁོར་ཡུག་གི་དབང་རྐྱེན་དེ་ཚོར་ནད་ཕོག་ནས་སྐྲངས་པ་སོགས་ཀྱི་གནས་ཚུལ་བྱུང་ན། དེས་ཀྱང་ཕོ་བའི་གནས་ཡུལ་དང་གཟུགས་དབྱིབས་ལ་འགྱུར་ལྡོག་ཀྱང་འབྱུང་སྲིད། ཕོ་བའི་མདུན་ངོས་ཀྱི་སྣང་སྟོད་དེ་མ་གཞི་མཆིན་ཟུར་དང་མཆིན་དྲིས་བཀབ་ཡོད། དེའི་འོག་ཞབས་སུ་ལག་པས་སྦལ་ཉུལ་བྱེད་སྐབས་ཕོ་བའི་གནས་ལུགས་རགས་ཙམ་ཤེས་ཐུབ། ཕོ་བ་ལ་ཕུག་གི་དབྱིབས་འདྲ་བའི་སྟོད་མེད་པའི་འབྲེལ་མཚམས་སུ་གསུག་ནས་དེར་ཕོ་བའི་ནང་ཟས་སྐྱམ་འཇུག་སའི་སྒོ་ལྟ་བུ་ཆགས་ཡོད་པས་གནས་དེ་ལ་འཇུག་སྒོ་ཞེས་བརྗོད་པ་དང་ཕོ་བ་ལ་ཕུག་གི་མཇུག་མ་འདྲ་བའི་ཕྲ་ས་དེ་རྒྱུ་མགོའམ་ཟངས་ཚགས་སུ་འབྲེལ་ནས་དེ་ནི་ཟས་སྐྱམ་རྣམས་

ཕོ་བ་ནས་འབུད་སའི་སྒོ་དང་འདྲ་བའི་དབང་གིས་གནས་དེར་ཕོ་བའི་དོན་སྒོ་ཞེས་ཟེར་བ་ཡིན། ཕོ་བའི་འཇུལ་སྒོའི་གཡོན་ངོས་ཀྱི་སྒང་འབུར་དེར་ཕོ་བའི་ལྡིར་དང་འོག་ཞབས་ཀྱི་འབུར་འཁྱོག་དེར་ཕོ་བའི་གུག་ཆེན་ཟེར། གཡོས་ངོས་སུ་ཕོ་བའི་རྩེམས་སམ་གུག་ཆུང་ཟེར། དེ་དག་གི་དར་དཀྱིལ་དེར་ཕོ་བའི་ཐེར་ཅེས་བརྗོད་པ་ཡིན། དུས་རྒྱུན་ཕོ་བ་སྨུག་པོའི་རྨ་ངན་དང་ཕོ་བའི་འབྲས་སྐྲན་སོགས་ཀྱི་ནད་གཞིའི་ཕོག་ཡུལ་མང་ཆེ་བ་ནི་ཕོ་བའི་རྩེམས་སམ་གུག་ཆུང་དང་དོན་སྒོའི་མཚམས་སུ་ཡིན། ལྷག་པར་དུ་དོན་སྒོར་ནད་གཞི་ཕོག་པའི་སྐབས་ཟས་རིགས་གང་ཡང་མར་མིད་པར་འགྲོ་མི་ཐུབ་པའི་རྟགས་ཀྱང་འབྱུང་། ད་དུང་ཕོ་བའི་ནང་ངོས་སུ་གཉེར་མ་ཅན་གྱི་ནང་ཤ་སྲབ་མོ་ཞིག་ཡོད་པ་དེར་ཕོ་བའི་རྨེ་པགས་སམ་ཕོ་བའི་སྲུལ་ཡང་ཟེར། རྨེ་པགས་ཀྱི་ནང་ལྡེབས་སུ་སྤུ་ཕྲུག་དང་འདྲ་བའི་སེབ་ཅན་གྱི་བུ་ག་མང་པོ་ཡོད་པ་དེ་ཚོར་དྭངས་མ་ལེན་པའི་རྩ་ཞེས་ཟེར་བ་དང་། དེ་ཚོའི་ནང་ནས་ཟས་སྙིམ་གྱི་དྭངས་མ་རྣམས་ཟུངས་སུ་འཐེན་ལེན་བྱེད་ཀྱི་ཡོད། ཕོ་བའི་གནས་ས་ཐིག་གིས་འཚོལ་ཐབས་ནི། མན་ངག་རྒྱུད་ལས། ནུ་མ་བྲང་དཀྱིལ་ཐིག་ཚད་ལྷེན་སྣ་ནས། །ཕོ་བའི་ཟུར་འཐེན་དེ་ནས་ལྟེ་བར་གདབ། །དཔུངས་སུ་སོར་བརྒྱད་ཞེང་སོར་བཅུ་གཉིས་ཏེ། །ཟས་སྟོད་ཕོ་བའི་ཡུལ་དུ་བཤད་པ་ཡིན། །ཞེས་གསུངས་ཀྱང་། ཤེལ་དཀར་མེ་ལོང་ལས།

ལྟེན་ཉུས་རྩེ་ནས་ཐིག་གཅིག་ལྟེ་བར་གདབ། །ཐིག་དེའི་དབུས་ནས་གཡས་གཡོན་སོར་དྲུག་གཞལ། །དཔངས་སུ་སོར་བརྒྱད་ཞེང་དུ་སོར་བཅུ་གཉིས། །གྲུར་བཞི་ཐིག་གིས་སྦྲེལ་བ་ཕོ་བའི་ཡུལ། །ཞེས་གསུངས། བེ་བམ་མེ་ལོང་ལས། ལྟེན་སྣེའི་རྩེ་ནས་ལྟེ་བའི་བར་ཚད་ཀྱི། །ཕྲེད་དབུས་དྲང་པོའམ་ལྟེན་ནས་ཚོན་དོ་ན། །གཞུང་ཐིག་གདབ་ནས་གཡས་གཡོན་ཐད་དྲང་པོར། །ཚོན་གསུམ་རེ་གཞལ་དེ་རུ་རྟགས་གཅིག་བྱ། །རྟགས་དེ་གཉིས་དང་ལྟེ་བ་ལྟེན་སྣ་བཞི། །ཐིག་གིས་སྦྲེལ་བའི་གྲུ་བཞི་ཕོ་བའི་ཡུལ། །དཔངས་སུ་སོར་བརྒྱད་ཞེང་སོར་བཅུ་གཉིས་སོ། །ཞེས་གསུངས་སོ། །

༣. ཕོ་བའི་བྱེད་ལས་བསྟན་པ།

ཕོ་བའི་བྱེད་ལས་ནི། རོ་དྲུག་ཏུ་གཏོགས་པའི་ཟས་ཟོས་པ་དང་སྐོམ་འཐུང་བ་རྣམས་སྲོག་འཛིན་རླུང་གིས་ཕོ་བར་བཙུག་པའི་ཚེ་ཕོ་བའི་མེ་དྲོད་གསུམ་གྱིས་རགས་པ་ཙམ་དུ་སྨུག་བཞུ་དྭངས་ཕྱེས་ནས་དྭངས་སྙིགས་ཕྱེས་ནས་དྭངས་མ་རྣམས་དྭངས་མ་ལེན་པའི་རྩ་དགུར་བརྒྱུད་ནས་ཡར་མཆིན་པར་གཏོར་བ་དང་། སྙིགས་མ་རྣམས་རིམ་བཞིན་རྒྱུ་མའི་གནས་སུ་ཕྱིར་འབྱིན་པར་བྱེད་པ་ཡིན་ཏེ། ཡང་ཏིག་ཟབ་གསང་ལྡེ་མིག་ལས། ཕོ་བ་ནི། ཁ་ཟས་སྨུག་པའི་གནས་གཙོ་བོ། ཟས་སྐོམ་འཇུ་བའི་སྣོ་དང་པོ། དྭངས་སྙིགས་དབྱེ་

བའི་ལམ་ཐོག་མ། བད་ཀན་སྨུག་བྱེད་ཀྱི་རྟེན། ལུང་ཟུངས་ཀྱི་ལོ་ཐོག་སྨིན་པའི་ཞིང་ས་བཅས་ཡིན་ནོ། །ཞེས་གསུངས། ཟབ་མོའི་ནང་དོན་ལས། ཕོ་བར་ལས་བྱེད་ལྷ་གསུམ་སྟེ། །མེ་མཉམ་རླུང་དང་བད་ཀན་ནི། །སྨུག་བྱེད་མཁྲིས་པ་འཇུ་བྱེད་གསུམ། །བསྲེག་བཞུས་སྦྱངས་པའི་དེ་ཡི་དྭངས། །མཆིན་པར་རྩ་ཆེན་དགུ་ལ་བརྒྱུད། །ཁྲག་ཏུ་གྱུར་ནས་རྩ་ཀུན་འགྲོ། །ཞེས་གསུངས་པས་སོ། །

༤. ཕོ་བའི་འབྲེལ་འཁོར་བསྟན་པ།

ཕོ་བ་ནི་ས་ཁམས་ཀྱི་སྐྱིགས་མ་གསོག་པའི་སྣོད་ཡིན་པའི་ཕྱིར་འབྱུང་བ་ས་ཁམས་ཀྱི་དྭངས་མའི་བརྟེན་མཆེར་བ་དང་འབྲེལ། དབང་པོ་ལྕེའི་ཁོངས་སོ་དང་འབྲེལ་བ་ཡིན། ཟླ་བའི་རྒྱལ་པོ་ལས། མཆེར་པ་ས་དང་ཕོ་བ་ནི། །ཐམས་ཅད་རྟེན་དུ་གྱུར་པས་ན། །ས་གཞི་དག་དང་འདྲ་བའོ། །དེ་ཕྱིར་ས་ཡི་ཁམས་དང་མཐུན། །ཞེས་གསུངས་པའོ། །

༥. ཕོ་བའི་འདྲ་དཔེ་བསྟན་པ།

ཕོ་བའི་འདྲ་དཔེ་བསྟན་པ་ལ། བཤད་རྒྱུད་ལས། ཕོ་བ་གཡོས་གཟུ་བྱེད་པའི་ཁོག་མ་འདྲ། །ཞེས་གསུངས་ཚུལ་གཅིག་དང་

གཞན་ཡང་མན་ངག་རྒྱུད་ལས། ཕོ་བ་ཟས་སྣོད་ལ་ཕུག་སྲུལ་བཞི་འདྲ། །ཞེས་གསུངས་ཚུལ་གཉིས་ཡོད་པ་ལས་སྔ་མ་ནི་ཕོ་བའི་བྱེད་ལས་ལ་བལྟོས་ནས་གསུངས་པ་དང་། ཕྱི་མ་ནི་ཕོ་བའི་ཕྱི་ཡི་དབྱིབས་ལ་བལྟོས་ནས་གསུངས་པ་ཡིན་ནོ། །སྨོས་དོན་ཀུན་གསལ་ལས། ཕོ་བའི་དབྱིབས་ནི། ལ་ཕུག་གུག་པའི་འོག་ནས་ཐོན་པ་དང་འདྲ་བར་སྟོད་རྒྱུས། བར་གུག་སྨད་ཕྲ་བ་ཅན་ནོ། །ཞེས་དང་། བདེ་བའི་འདོད་འཇོ་ལས། ཕོ་བ་ནི་ཟས་སྐོམ་གྱི་སྣོད་དེ་སྟོད་ཆེ། སྨད་ཕྲ། སྲུལ་ཀྱོང་མོ་བཞི་ཡོད་པས་ལ་ཕུག་སྲུལ་བཞི་པ་འདྲའོ། །ཞེས་གསུངས་པས་སོ། །

གཉིས་པ། མཆིན་པའི་གནས་ལུགས་བཤད་པ།

༡. མཆིན་པའི་ངེས་ཚིག་བསྟན་པ།

མཆིན་པས་ཁ་ཟས་ཀྱི་དྭངས་མ་རྣམས་རང་རང་གི་གནས་སུ་དྲངས་ནས་ཁྲག་གི་རྟེན་བྱེད་པས་ན་ཁྲག་གནས་མཆིན་པ་ཞེས་བརྗོད།

༢. མཆིན་པའི་གནས་ས་བསྟན་པ།

མེ་ཁམས་ཀྱི་དྭངས་མ་དང་ཁྲག་དང་སྡོད་ཀྱི་རྟེན་དུ་གྱུར་པའི་

མཆིན་པ་ནི་བྲང་ཁོག་སྟོད་ཀྱི་གཡས་སྟོད་དུ་རྩིབ་གཞུ་དང་མཉམ་པར་གནས་ཡོད་ལ་དེར་གཡས་འདབ་ཆེ་ཞིང་མཐུག་པ་དང་གཡོན་འདབ་ཆུང་ཞིང་སྲབ་པ་ཡིན། མཆིན་པའི་སྙང་སྟེང་དེ་མཆིན་དྲི་དང་སྦྲུར་ནས་རྩིབ་མ་ལྟེ་པའི་མཚམས་དང་མཉམ་པ་དང་། གཤམ་སྣེ་དེ་ཕྱིར་བཏང་རྩིབ་གཞུ་དང་མཉམ་པར་གནས་ཡོད་སྐབས། རྒྱུན་ལྡན་མི་ཐམལ་བདེ་ཐང་དུ་གནས་ཚེ་མཆིན་པ་དེ་ལག་པའི་སོར་མོས་རེག་ཐུག་བྱེད་མི་ཐུབ། གལ་ཏེ་མཆིན་པར་ནད་བྱུང་ནས་ཆེར་རྒྱས་པ་དང་སྐྲན་ཆགས་པ་སོགས་ཀྱི་སྐབས་སུ་མཆིན་པའི་སྙང་སྟོད་ཡར་མཐོ་རུ་འགྲོ་བ་དང་གཤམ་སྣེ་རྩིབ་མའི་འོག་ནས་མར་དོན་པ་སོགས་ཀྱི་གནས་ཚུལ་ཡོང་གི་ཡོད།

༣. མཆིན་པ་ཕྱིའི་ཡུལ་ནས་འཚོལ་ཐབས་བསྟན་པ།

རྒྱབ་ཀྱི་ཚིགས་པ་བརྒྱད་པ་ནས་གཡས་ངོས་སུ་རང་སོར་ངོ་གཞལ་བའི་སྣེ་དང་། ལྟེན་སྣའི་རྩེ་ནས་གཡས་ངོས་སུ་རང་སོར་ངོ་གཞལ་བའི་སྣེ་གཉིས་སུ་འཕྲེད་ཐིག་གཅིག་གདབ། དེ་ནས་མཆིན་དྲི་ལ་མཆིན་པ་འདོགས་པའི་མཚམས་ཡིན་ནོ། དེ་ནས་ལག་གཡོས་པའི་གུང་མཛུབ་གཉིས་ཀྱི་རྩེ་མོས་རྣ་བ་གཡས་པའི་རྣ་ཤལ་བཟུང་བའི་མདུན་ཕོ་དཀྱིལ་ནས་རྒྱབ་ཀྱི་ཚིགས་པ་བརྒྱད་པའི་བར་ལུས་གནད་མ་འཁྱུགས་པར་གྲུ་མོས་གར་སླེབ་བསྐོར་གནས་དེ་ནི་མཆིན་

པའི་ཡུལ་ཡིན། གཞུང་ལས། བྱང་ཁོག་ཡུལ་ཐིགས་བསྟན་སྐབས་བེ་དཀར་མེ་སོང་ལས། ལྷེན་རུས་དང་ནི་ཚིགས་པ་བརྒྱད་པ་ཡི། །གཡས་སུ་ཚོན་དང་འཕྲེད་ལ་སོར་བའི་རྩེ། །རྟགས་བྱ་རྡ་ཤལ་འབྲུག་ས་གང་ཡིན་སར། །གུང་མཛུབ་རྩེས་བཟུང་རྟགས་གཉིས་བར་དུ་བསྐོར། །གྲུ་མོས་གང་སླེབ་ས་ལ་རི་མོ་བྱ། །མཚིན་དྲི་དང་ནི་རི་མོ་དེ་ཡི་བར། །ཟོ་བའི་ཆ་ཤས་བཅས་པ་གར་ཡོད་ཀྱིན། །མཚིན་པའི་གནས་ཡིན་འདི་ནི་རབ་ཏུ་བཤད། །ཅེས་དང་མཚིན་པའི་སྟོད་ནི་དར་རས་བཀྲམས་པ་དང་འདྲ། བར་སྲོག་རྩ་དང་འབྲེལ་བའི་ཐིང་ཡུར་ཆུ་འདྲེན་པ་དང་འདྲ། སྨད་མཁྲིས་པ་དང་འབྲེལ་བས་མར་གད་ཀྱི་ཕྲ་བཏབ་པ་དང་འདྲ། ཕྱིར་འབུར་ཞིང་ནང་ཁོང་བས་ཛ་ཁོག་གི་དུམ་བུ་གྱེན་དུ་བསླངས་པ་དང་འདྲ། ཁ་དོག་སྨུག་ནག་རིན་པོ་ཆེ་ནལ་དང་འདྲ། ཞེས་པ་ནི་མཚིན་པའི་འཚོལ་ཐབས་ཕྱི་ཡུལ་ནས་བསྟན་པ་ཡིན།

༤. མཆིན་པའི་བྱེད་ལས་བསྟན་པ།

མཚིན་པའི་བྱེད་ལས་ནི་ཁྲག་གི་རྟེན། མཁྲིས་པའི་འབྱུང་ཁུངས། དྲོད་ཁམས་ཀྱི་གཞི་ཡིན་པ་དང་། སློབ་དཔོན་ཆེན་མོ་གོ་འཇོ་དབང་འདུས་མཆོག་ནས། མཚིན་པའི་བྱེད་ལས་ནི། རོ་དྭངས་ཏུ་གཏོགས་པའི་ཟས་ཟོས་པ་དང་། སྐམ་འཕྲུང་བ་རྣམས་ཟོ་བའི་མེ་

ཙྲོད་གསུམ་གྱིས་མྱུག་བཞུ་དྭངས་སྙིགས་ཕྱེས་པའི་དྭངས་མ་རྣམས་དྭངས་མ་ལེན་པའི་རྩ་དགུར་བརྒྱུད་ནས་མཆིན་པར་སླེབ་པའི་ཚེ། མཆིན་པར་ལྷན་སྐྱེས་སུ་གནས་པའི་མདོག་སྒྱུར་མཁྲིས་པས་ཁྲག་ཏུ་བསྒྱུར་ནས་སྲོག་རྩ་ནག་པོར་བརྒྱུད་དེ་ལུས་ཀྱི་ཆ་ཤས་ཕྲ་མོ་དང་བཅས་པར་ཁྱབ་པའི་ཁྲག་གི་རྟེན་བྱེད་པ་ཡིན་ཏེ། འཕྲུལ་གྱི་ལྡེ་མིག་ལས། མཆིན་པའི་སྟོད་ནས་ཡར་མིག་གཉིས་སུ་མཆིན་རྩ་རྡོ་རྗེ་ཅན་ཞེས་པའི་རྩ་རེ་ཟུག་པས་མིག་གི་དབང་པོ་གསལ་བའི་རྟེན། མཆིན་པའི་བར་ལུང་ཆེན་ནས་ཚོགས་པ་དགུ་པའི་ཐད་ཀྱི་སྲོག་རྩ་ནག་པོར་རྩ་གཅིག་ཟུག་པས་ཁ་ཟས་ཀྱི་དྭངས་མ་ཁྲག་ཏུ་སྨིན་པ་རྣམས་སྲོག་རྩར་འདྲེན་པའི་ཡུར་བུ་བྱེད། མཆིན་པའི་ལུང་ཆེན་གཤམ་ནས་མར་མཁྲིས་པར་རྩ་གཅིག་ཟུག་པས་ཁྲག་སྙིགས་མཁྲིས་ཕྲུམ་དུ་འབབ་སའི་སྟོར་ཁུང་བྱེད། སྙིང་པོ་བསྡུས་པ་ལས། རྩ་ཆེན་རྩ་བ་སྙིང་ལ་གནས། །དེ་དག་ཀུན་གྱི་ལུས་ཀུན་ཁྱབ། །དྭངས་མའི་བདག་ཉིད་མདངས་སུ་འགྱུར། །དེས་ན་གནོད་བྱ་ཀུན་དང་འབྲེལ། །ཞེས་གསུངས་པ་ལྟར་མཆིན་པར་བསྒྱུར་བའི་ཁྲག་རྣམས་མཆིན་པ་ནས་གྱེན་དུ་རྒྱུ་བའི་སྲོག་རྩ་ནག་པོ་བརྒྱུད་ནས་སྙིང་དུ་འགྲོ་བར་བྱེད་པས་ན། ཁྱབ་བྱེད་རླུང་གི་བྱེད་ལས་ཀྱིས་ལུས་ཀྱི་ཆ་ཤས་ཀྱི་བུ་ག་ཕྲ་རགས་ཀུན་ལ་ཁྱབ་སྟེ་ཟུངས་ཁྲག་ཀྱང་མཆིན་པའི་གནས་སུ་རྒྱུན་ཆད་མེད་པར་སྐྱེ་འཕེལ་བྱེད་པ་ལས་འབྱུང་བ་ཡིན། དེ་བས་

དྭངས་མ་ལ་སོགས་ཁ་དོག་མ་ལུས་བསྒྱུར་བ་ཞེས་པ་ནི་ཁྲག་གི་སྦྲུ་གུ་ལུས་ཀྱི་ཆ་ཤས་སུ་འཁོར་ལོ་འཁོར་བ་བཞིན་ལུས་ཟུངས་ཕྱི་མ་ཕྱི་མ་རྣམས་ཤ་ཚིལ་རྐང་ཁུ་རང་རང་སོ་སོར་བསྒྱུར་བར་བྱེད་མཁན་ཡང་མདངས་བསྒྱུར་མཁྲིས་པའི་བྱེད་ལས་ཡིན། དེ་དག་གཙོ་བོར་མཆིན་པ་ཁྲག་གི་རྟེན་གྱི་བྱེད་ལས་ཡིན་པར་ཤེས་དགོས། མཆིན་པ་སྣོད་མཁྲིས་ཀྱི་འབྱུང་ཁུངས་ཡིན་ཚུལ། རྒྱུད་ལས། དྭངས་མ་མཆིན་པའི་གནས་བརྒྱུད་ཁྲག་ཏུ་འགྱུར། །ཁྲག་གི་སྙིགས་མ་མཁྲིས་པའི་གནས་སུ་གསོག །ཅེས་གསུངས་པ་ལྟར་མཆིན་པ་མེ་མཉམ་རླུང་གི་བྱེད་ལས་ཀྱིས་ཁྲག་རྣམས་སླར་དྭངས་སྙིགས་ཕྱེ་བ་ལས་དྭངས་མ་རྣམས་སྲོག་རྩ་ནག་པོ་བརྒྱུད་དེ་སྙིང་ནས་ལུས་ཡོངས་ལ་རྣམ་པར་གཏོར་བར་བྱེད་པ་དང་། དེའི་སྙིགས་མ་རྣམས་མཆིན་པའི་གཤམ་འོག་ཏུ་ཕྲ་རྒྱུན་བཏགས་པ་ལྟར་གནས་ཡོད་པ་དེ་ཡིན། སྐྱེས་བུ་མེ་ལྷས། མཁྲིས་པ་ཉིད་ནི་ཚ་བ་སྟེ། །མཁྲིས་ཟུངས་ལུས་རྒྱས་ཁྲག་ཡིན་འཁྲུགས། །ཚ་བ་གང་བྱུང་མཁྲིས་པར་གཏོགས། །ཞེས་གསུངས། མདོར་ན་མཆིན་པའི་བྱེད་ལས་གཙོ་བོ་ནི་རྣམ་བཤད་སྲོས་དོན་ཀུན་གསལ་ལས། མཆིན་པ་ནི་སྙིང་གི་བཙུན་མོ་ཆེ་བ། ཁྲག་གི་རྟེན། མཁྲིས་པའི་འབྱུང་གནས། ལུས་དྲོད་ཀྱི་མངའ་བདག་ཡིན་ནོ། །ཞེས་གསུངས་པ་ལྟར་རོ། །

༥. མཆིན་པའི་འབྲེལ་འགྲོར་བསྟན་པ།

མཆིན་པ་ནི་སྣོད་དྲུག་གི་ནང་ནས་མཁྲིས་པ་དང་། དབང་པོ་ལྔ་ཡི་ནང་ནས་མིག་དང་འབྲེལ་བ། བྱང་པ་རྣམ་རྒྱལ་གྲགས་བཟང་མཆོག་གིས་མཛད་པའི་ཕྱི་རྒྱུད་ཀྱི་དཀའ་འགྲེལ་དགོས་འདོད་འབྱུང་བ་ལས། མཆིན་པ་ནི་ཁྲོད་དང་མེ་ཁམས་ཀྱི་རྟེན་ཡིན་ལ། མཁྲིས་པ་ནི་མེ་ཁམས་སྙིགས་མ་གསོག་པའི་སྣོད་མཁྲིས་ཕྲུམ་ཡིན་པའི་ཕྱིར་མཆིན་པ་དང་མཁྲིས་པ་འབྲེལ་ལོ། །ཞེས་གསུངས་པ་དང་། དགོས་འདོད་འབྱུང་བ་ལས། མཆིན་པ་ནི་ཁྲོད་དང་མེ་ཁམས་ཀྱི་རྟེན་ཡིན་ལ། མཁྲིས་ཕྲུམ་ཡིན་ཕྱིར་མཆིན་པ་དང་མཁྲིས་པ་འབྲེལ། ཞེས་དང་། སྨན་དཔྱད་ཟླ་བའི་རྒྱལ་པོ་ལས། མིག་ནི་མཆིན་པ་དག་དང་འབྲེལ། །ཤ་མིན་ཚོལ་མིན་ཁྱད་པར་རོ། །ཞེས་གསུངས།

༦. མཆིན་པའི་འདྲ་དཔེ་བསྟན་པ།

མཆིན་པའི་འདྲ་དཔེར། བཤད་རྒྱུད་ལས། མཆིན་མཆེར་གཉིས་ནི་བཙུན་མོ་ཆེ་ཆུང་འདྲ། །ཞེས་གསུངས་པ་དང་། མན་ངག་རྒྱུད་བྱང་ཁོག་ཡུལ་ཐིག་སྐབས་སུ་གསུངས་པ་ནི། མཆིན་པ་བྲག་གཡང་གཟར་འདྲ་གྱེན་དུ་བསླང་། །ཞེས་གསུངས་ཚུལ་གཉིས་ཡོད་པ་ལས་གསུངས་ཚུལ་དང་པོ་ནི་གཉན་པ་གནད་ལ་བཀྲོས་ནས་

དཔེར་མཛད་པ་དང་། གསུང་ཚུལ་གཉིས་པ་ནི་མཆིན་པའི་ཕྱིའི་དབྱིབས་ལ་བལྟོས་ནས་དཔེར་མཛད་པ་ཡིན་ནོ། །གཞན་ཡང་སློབ་དཔོན་ཆེན་མོ་གོ་འཇོ་དབང་འདུས་མཆོག་གིས་མཛད་པའི་དོན་སྟོད་ཀྱི་རྣམ་བཤད་དཔྱོད་ལྡན་སྙིང་གི་ནོར་བུ་ཞེས་བྱ་བ་ལས་ཀྱང་དྲངས་ཏེ་གསུངས་པ་ནི། གཞན་ཡང་ལུ་གུ་ཉལ་བར་དཔེ་མཛད་པ་དང་། ཛ་ཕོག་གི་དུམ་བུར་དཔེར་མཛད་པའང་མཆིས་ཏེ། དང་པོ་ནི། མཚོ་སྨད་མཁན་ཆེན་གྱི་སྙིང་པོ་བསྡུས་པ་ལས། མཆིན་པ་ལུ་གུ་ཉལ་འདྲ་ནི་གྲུ་མོ་གཡས་ཀྱི་འཁོར་ཚད་ཡིན། གཡས་སུ་ཁྲི་ལྕེ་བཞིན་དུ་ནར། གཡོན་དུ་ཁུ་ཚུར་བཞིན་དུ་བཅངས། བར་དུ་རྟ་སྒིག་བཞིན་དུ་རྣུམ། ཞེས་གསུངས་སོ། །གཉིས་པ་ནི་རྣམ་བཤད་སྤྲོས་དོན་ཀུན་གསལ་ལས། མཆིན་པའི་སྟོད་མཆིན་དྲི་ལ་བཏགས་པས་དར་རས་བཀྲབས་པ་དང་འདྲ། བར་སྲོག་རྩ་དང་འབྲེལ་བས་རྫིང་ཡུར་དུ་ཆུ་འདྲེན་པ་དང་འདྲ། སྨད་མཁྲིས་པ་དང་འབྲེལ་བས་མར་གད་ཀྱི་ཕྲ་རྒྱན་བཏབ་པ་དང་འདྲ། ཕྱིར་འབུར་ཞིང་ནང་ཁོང་བས་ཛ་ཕོག་གི་དུམ་བུ་གྱེན་དུ་བསླངས་ནས་བཞག་པ་དང་འདྲ། ཁ་དོག་སྨུག་ནག་རིན་ཆེན་ནལ་དང་འདྲ། །ཞེས་གསུངས་སོ། །

གསུམ་པ། རྒྱ་མའི་གནས་ལུགས་བསྟན་པ།

༡. རྒྱ་མའི་ངེས་ཚིག་བཤད་པ།

རྒྱ་མ་ནི་ཟས་སྙོམ་དྭངས་སྙིགས་མ་འདྲེས་པར་སྐྱ་སློ་ཕྱེ་ཞིང་སོ་སོའི་གནས་སུ་རྒྱ་བར་བྱེད་པའི་ལམ་ཡིན་པས་ན་རྒྱ་མ་ཞེས་སུ་བརྗོད་པ་ཡིན། སློབ་དཔོན་ཆེན་མོ་གོ་འཇོ་དབང་འདུས་མཆོག་ནས་མཛད་པའི་རྒྱ་མའི་རྣམ་བཤད་ལས། རྒྱ་མར་ཚུད་པའི་ཟས་སྙོམ་རྣམས་དྭངས་སྙིགས་མ་འདྲེས་པར་འབྱེད་ཅིང་། དྭངས་སྙིགས་ཀྱི་གནས་སོ་སོར་རྒྱ་བར་བྱེད་པའི་ལམ་ལྟ་བུ་ཡིན་པ་ལ་དགོངས་ནས་བཏགས་པའི་མིང་སྟེ། སྨུག་ཚང་ལོ་ཙཱ་བ་ཤེས་རབ་རིན་ཆེན་གྱིས། རོ་དྲུག་ཟས་ཀྱི་དྭངས་མ་རྣམས། །མ་འདྲེས་ཕྱེ་ཞིང་རང་རང་གནས། །རྒྱ་བར་བྱེད་པའི་ལམ་ཡིན་པས། །དེ་ལ་རྒྱ་མ་ཞེས་སུ་བཤད། །ཅེས་གསུངས་སོ། །

༢. རྒྱ་མའི་གནས་ས་བཤད་པ།

གནས་སྟངས་དངོས་ནི་ཡར་སྣེ་ཕོ་བ་དང་མར་སྣེ་ལོང་གར་འབྲེལ་ནས་གནས་པ་ཡིན། རྒྱུད་ཆུང་བདུད་རྩི་སྙིང་པོ་ལས། ཕོ་བ་རྒྱ་མར་འབྲེལ་ཏེ་ལྟེ་འོག་གནས། །རྒྱ་ཞབས་ལོང་བཏགས་ལྟེ་བའི་

ཐད་ཀར་འདྲིལ། །ལོང་ཞབས་གཉེ་མ་རྒྱབ་སྨད་ལྷང་པ་མདུད། །ཞེས་གསུངས། རྣམ་བཤད་སྦྲོས་དོན་ཀུན་གསལ་ལས། རྒྱུ་མ་ནི་སྟོད་ཕོ་བ་དང་འབྲེལ་ནས་ཕོ་བར་མ་ཞུ་བའི་ཁ་ཟས་རྣམས་འབབ། བར་མཁྲིས་པ་དང་འབྲེལ་ནས་མཁྲིས་ཁུ་འཛགས། སྨད་ལོང་ག་དང་འབྲེལ་ནས་ཟས་རོ་ཕྱིར་འབྱིན་པར་བྱེད། ཅེས་གསུངས་ཡོད།

༣. རྒྱུ་མ་ཕྱི་ཡུལ་ནས་ཐིག་གིས་འཚོལ་ཐབས་བཤད་པ།

ཡུལ་ཐིག་གིས་འཚོལ་ཐབས་ལ་མདུན་ནས་འཚོལ་ཐབས་དང་རྒྱབ་ནས་འཚོལ་ཐབས་གཉིས་བསྟན་ཡོད། མདུན་ནས་འཚོལ་ཐབས་ནི་གོང་དུ་སྨོས་པའི་ལོང་གའི་ཐུར་ཐིག་གཡས་གཡོན་གཉིས་མས་ཐུར་དྲང་པོར་རང་སོར་བཞི་རེ་གཞལ་བའི་སར་ཐུར་ཐིག་རེ་རེ་གདབ། དེ་ནས་གཡས་གཡོན་གྱི་ཐུར་ཐིག་སྟེང་དུ་འཕྲེད་ཐིག་གཅིག་གདབ་པའི་གྲུ་བཞི་དེ་ནི་རྒྱུ་མའི་ཡུལ་ཡིན་ཏེ། ཤེལ་དཀར་མེ་ལོང་ལས། ལོང་གི་ཐུར་གཡས་གཡོན་ནས་ཐུར་དུ་ཚོན་དོ་གཞལ། །གོང་མ་ཚོན་གང་རྒྱུ་སྟོད་འོག་མ་ཚོན་གང་རྒྱུ་སྨད་ཡུལ། །ཞེས་གསུངས་སོ། །རྒྱབ་ནས་རྒྱུ་མ་ཐིག་གི་འཚོལ་ཐབས་ནི། ཚིགས་པ་བཅུ་དྲུག་པའི་གཡས་གཡོན་དུ་རང་སོར་བརྒྱད་རེ་གཞལ་བའི་སར་འཕྲེད་ཐིག་གཅིག་གདབ། འཕྲེད་ཐིག་དེའི་ཐུར་གཡས་གཡོན་ནས་ཐུར་དུ་དྲང་མོར་རང་སོར་བཞི་རེ་གཞལ་བའི་སར་ཐིག

རེ་རེ་དང་། དེ་ནས་འཕྲེད་ཐིག་གཅིག་གདབ་པའི་དཔུངས་སུ་རང་སོར་བཞི་དང་། དཀྱུས་སུ་རང་སོར་བཅུ་དྲུག་ལྡན་པའི་གྲུ་བཞི་དེ་ནི་རྒྱུ་མ་སྟོད་སྨད་རྒྱབ་ཀྱི་གནས་ཡུལ་ཡིན་ཏེ། བྱང་ཁོག་ཡུལ་ཐིག་བེ་ཧྲུ་ཏའི་མེ་ལོང་ལས། ཚིགས་པ་བཅུ་དྲུག་ནས་ནི་གཡས་གཡོན་དུ། །ཚོན་བཞི་ཕྱེན་དུ་ཚོན་དོ་ལོང་གའི་རྒྱབ། །དེ་འོག་ཚོན་དོ་ལོང་མཉམ་རྒྱུ་སྟོད་སྨད། །དེ་ཡི་ཟུར་ནས་གཞུག་ཚུང་རྩེར་གདབ་པའི། །གྲུ་གསུམ་གཉེ་མ་ཞེས་བྱ་དྲི་ཆེན་སྣོད། །ཅེས་གསུངས་པ་ལས་རགས་རིམ་ཙམ་ཤེས་ནུས་སོ། །མི་དར་མའི་རྒྱུ་མའི་རིང་ཐུང་གི་ཚད་ནི་སྐྱི་ཁྲི་གསུམ་ནས་སྐྱི་ཁྲི་ལྔ་བར་ཡོད་པ་ཡིན། དེ་ནི་གྲོད་ཁོག་གི་གཤམ་དཀྱིལ་དུ་གནས་ཡོད་པ་དང་། དེའི་གཡས་སྣེ་ཕོ་བའི་དོན་སྣོ་དང་འབྲེལ་ཡོད་པ་དང་། མར་སྣེ་རྒྱུ་མ་དྲང་སྲོང་ངམ་རྒྱུ་ལྷག་གི་མཚམས་བརྒྱུད་ནས་ལོང་ག་དང་འབྲེལ་ཡོད་པ་རེད། རྒྱུ་མ་ལ་རྒྱུ་སོར་བཅུ་གཉིས་དང་། རྒྱུ་སྟོད་རྒྱུ་སྨད་བཅས་དབྱེ་ཚོག་ལ། དེ་ལ་རྒྱུ་མགོའམ་རྒྱུ་སོར་བཅུ་གཉིས་ནི་རིང་ཚད་སོར་བཅུ་གཉིས་ཙམ་ཡོད་པ་དང་། དེ་རྟའི་རྨིག་ལྕགས་ཀྱི་དབྱིབས་དང་འདྲ་བར་གཤེར་མའི་མགོ་བོར་བསྐོར་ཏེ་གྲོད་ཁོག་སྟོད་དཀྱིལ་གྱི་གཞོགས་གཡས་སུ་འཁྱོགས་ནས་གནས་པ་ལ་ཁག་གསུམ་དུ་བགོས་ཆོག་པ་སྟེ། ཕོ་བའི་དོན་སྣོ་དང་འབྲེལ་སའི་མཚམས་ཀྱི་དུམ་ཐུང་དེར་རྒྱུ་སོར་བཅུ་གཉིས་ཀྱི་དུམ་བུ་སྟོད་མ་ཟེར་བ་དང་། དེར་སྨུག་པོའི་རྨ་ངན་

སྐྱེ་སྣ་བའི་ཡུལ་ཞིག་ཡིན། གཤེར་མའི་མགོ་བོའི་གཡས་ངོས་ནས་ཐུར་དུ་རྒྱུ་བ་དེར་རྒྱུ་སོར་བཅུ་གཉིས་ཀྱི་དུམ་བུ་དཀྱིལ་མ་ཟེར་བ་དང་དེའི་ནང་ངོས་སུ་མཁྲིས་པ་ནས་གྱེས་པའི་མཁྲིས་ལྕུའི་རྒྱུ་ལམ་གྱི་སྒྲུགུའི་ཁ་དང་། གཤེར་མ་ནས་གྱེས་པའི་གཤེར་ལྕུའི་རྒྱུ་ལམ་གྱི་སྒྲུགའི་ཁ་གཉིས་ཀར་མཉམ་དུ་ཆགས་ཡོད། ནད་ཐོག་ལག་ལེན་སྐབས་དེ་གཉིས་ཕན་ཚུན་ནོར་སླ། གཤེར་མའི་མགོ་བོའི་གཤམ་ངོས་ནས་འཕྲེད་ཆགས་སུ་ཡོད་པའི་དུམ་བུ་དེར་རྒྱུ་སོར་བཅུ་གཉིས་ཀྱི་དུམ་བུའི་སྨད་ཆ་ཟེར་ཞིང་རྒྱུ་སྟོད་དང་འབྲེལ་ཡོད་པ་རེད།

རྒྱུ་སྟོད་དང་རྒྱུ་སྨད། དེ་ནི་རྒྱུ་མའི་ནང་གི་རིང་ཤོས་ཡིན་པ་དང་། དེ་གཉིས་བར་མཚོན་གསལ་ཆེ་བའི་གཅོད་མཚམས་མེད་ནཡང་རྒྱུ་སྟོད་ནི་སྟོང་པ་ཡིན་ལ་དེ་གཉིས་ཀྱི་ལྟེ་ཆའི་གཉིས་ཙམ་ཟེར་ཡོད་པ་རེད། རྒྱུ་མའི་ནང་ངོས་སུ་གཉེར་མ་ཅན་གྱི་རྩེ་པགས་རྒྱུ་རྩེཡང་ཟེར་བ་དེ་རིམ་པ་གཉིས་ཆགས་ཡོད་ལ། དེའི་ལྟེབས་ངོས་སུ་སིབ་ཅན་གྱི་བུ་ག་ཡང་མང་པོ་ཡོད། རྒྱུ་མགོ་འམ་རྒྱུ་སོར་བཅུ་གཉིས་དང་རྒྱུད་སྟོད་ཀྱི་ལྟེབས་ངོས་སུ་སིབ་ཅན་གྱི་ཁྲུང་བུ་རྒྱུ་མ་གཞན་ལས་ལྷབ་འགྱུར་གྱི་མང་། གནས་དེ་དག་ནས་ཟས་སྙིམ་གྱི་དྭངས་མ་འཐེན་ལེན་བྱེད་པ་དང་། ལྷག་པར་རྒྱུ་སོར་བཅུ་གཉིས་དང་རྒྱུ་སྟོད་ཀྱི་གནས་ནས་ཟས་སྙིམ་གྱི་དྭངས་མ་དེ་ལས་ཀྱང་མང་དུ་འཐེན་ལེན་བྱེད་ཀྱི་ཡོད། རྒྱུ་མའི་ཕྱི་ངོས་སུ་རྩེ་པགས་རིམ་པ་གཅིག་ཡོད་པ

དེར་གཞན་ཁ་རྒྱས་པ་སོགས་ཀྱི་ཕོག་ཐུག་ཏུ་སོང་ན་འབའ་འབུར་ཆགས་པའམ་རྒྱུ་མ་ཕན་ཚུན་འབྲར་བ། ཚབས་ཆེ་བའི་སྐབས་སུ་རྒྱུ་མ་གཙུས་འདྲིལ་ཐེབས་ནས་བཤང་བ་འགག་པ་སོགས་ཀྱི་ནད་སྡོང་གི་ཡོད་པ་རེད། ཟས་སོགས་ཀྱི་དྭངས་མ་མང་ཆེ་ཤོས་རྒྱུ་མའི་གནས་ནས་འཐེན་ལེན་བྱེད་པ་དང་། ཆང་གི་རིགས་མང་ཆེ་ཤོས་པོ་བའི་གནས་ནས་འཐེན་ལེན་བྱེད་བཞིན་ཡོད།

༤. རྒྱུ་མའི་བྱེད་ལས་བསྟན་པ།

རྒྱུ་མའི་བྱེད་ལས་ནི་ཕོ་བར་ཟས་སྐོམ་རགས་ཙམ་མྱུག་བཞུ་དྭངས་སྙིགས་ཕྱེ་བ་རྣམས་རྒྱུ་མའི་གནས་སུ་ཚུད་རྗེས་ཕོ་བའི་མེ་དྲོད་སྤྱི་དང་། ཁྱད་པར་དུ་རྒྱུ་མར་ལྷན་སྐྱེས་སུ་གནས་པའི་མཁྲིས་པ་འཇུ་བྱེད་ཀྱི་དྲོད་ཀྱིས་ཟས་སྐོམ་རྣམས་དབྱེར་མེད་ཞིབ་མོར་བཞུས་པ་དང་། རྒྱུ་མར་ལྷན་སྐྱེས་སུ་རྒྱུ་བའི་རླུང་མེ་མཉམ་གྱིས་དྭངས་མ་རྣམས་རྒྱུ་མའི་ནང་སྲུལ་གྱི་རྩ་སྦུབས་རྣམས་བརྒྱུད་ནས་མཆིན་པའི་གནས་སུ་གཏོང་ཞིང་སྙིགས་མ་རྣམས་ལོང་གའི་གནས་སུ་ཕྱིར་འབྲིན་པར་བྱེད་པ་ཡིན། པོད་དམར་ལས། རྒྱུ་མ་མཁྲིས་ཁུའི་མཚོ། །ཞེས་དང་། དགོས་འདོད་འབྱུང་བ་ལས། རྒྱུ་མ་ནི་མཁྲིས་པའི་གཞི་རྟེན། ཞེས་དང་། ཡང་ཏིག་ཟབ་གསང་ལྡེ་མིག་ལས། རྒྱུ་མ་ནི་ཁ་ཟས་འཇུ་བའི་སྣོ་གཉིས་པ། ཟས་སྐོམ་བཞུ་བའི་ཁོག་མ།

དྭངས་སྙིགས་འབྱེད་པའི་ཚགས། མཁྲིས་པ་འཇུ་བྱེད་ཀྱི་རྟེན་ནོ། །ཞེས་སོ། །ཟབ་མོ་ནང་དོན་ལས། ཁྲག་སྙིགས་མཆིན་ལས་མཁྲིས་པ་ནི། །བསྐྱོད་ནས་དེ་སྙིགས་འོག་ཏུ་འགྲོ། །མཁྲིས་པའི་སྙིགས་ཆུའི་ཀུ་ཡ་དང་། །དྲི་ཆེན་རྩ་དང་སེར་པོ་བྱེད། །ཅེས་གསུངས་པའོ། །

༥. རྒྱུ་མའི་འབྲེལ་འཁོར་བསྟན་པ།

རྒྱུ་མ་ནི་ཟས་ཁམས་ཀྱི་སྙིགས་མ་གསོག་པའི་སྣོད་ཡིན་པའི་ཕྱིར་ནམ་མཁའི་ཁམས་ཀྱི་དྭངས་མའི་རྟེན་སྙིང་ག་དང་འབྲེལ་བ། སྨན་དཔྱད་ཟླ་བའི་རྒྱལ་པོ་ལས། རྒྱུ་མ་སྙིང་ནི་དཀར་ནག་སྟེ། །ཞེས་དང་། ཡང་དེ་ཉིད་ལས། ལྕེ་ནི་སྙིང་རྩ་དང་འབྲེལ་ཏེ། །རྩ་མིན་ཤ་མིན་ར་མ་ལུག །ཅེས་གསུངས་པ་དང་། བྱང་པའི་ཡན་ལག་བརྒྱད་པ་ལས། ཐུན་མོང་ཟས་སྐོམ་སྙིགས་མ་གཉིས། །གསོག་སྣོད་རྒྱུ་མས་གོ་འབྱེད་དེ། །དེ་ཕྱིར་སྙིང་དང་འབྲེལ་བ་ཡིན། །ཞེས་གསུངས་པ་ལྟར་རྒྱུ་མ་དོན་སྙིང་དང་འབྲེལ་ཞིང་སྣ་ལྕེ་ལ་འཆར་བ་ཡིན། བཤད་རྒྱུད་ལེའུ་བདུན་པ་ལས། སྙིང་རྩ་མ་ཚང་ལྕེ་ནག་འབུར་ཚུགས་ལྟ། །ཞེས་གསུངས་སོ། །

༨. རྒྱུ་མའི་འདྲ་དཔེ་བསྟན་པ།

རྒྱུ་མའི་འདྲ་དཔེ་བསྟན་པ་ལ་གཉིས་ཏེ། བཙུན་མོའི་གཡོག་མོར་དཔེར་མཛད་པ་ཞིག་དང་། ཞིང་གི་ཡུར་བུ་ཆུས་བཀང་བར་དཔེར་མཛད་པ་ཞིག་དང་གཉིས་མཆིས། བཤད་རྒྱུད་ལས། རྒྱུ་མ་ཕོང་ག་བཙུན་མོའི་གཡོག་དང་འདྲ། །ཞེས་གསུངས་པ་དང་། མན་ངག་རྒྱུད་ལས། རྒྱུ་མ་སྟོད་སྨད་ཡུར་བ་ཆུས་བཀང་འདྲ། །ཞེས་གསུངས་པའི་སྔ་མ་ནི་དོན་སྣོད་སོ་སོར་གཉན་ཆེ་ཆུང་གི་གོ་རིམ་ལ་བལྟོས་ནས་དཔེར་མཛད་པ་དང་། ཕྱི་མ་ནི་རྒྱུ་མའི་ཆགས་དབྱིབས་ལ་བལྟོས་ནས་དཔེར་མཛད་པ་ཡིན། གཞན་ཡང་སློབ་དཔོན་ཆེན་མོ་གོ་འཇོ་དབང་འདུས་མཆོག་གིས་རྫའི་རྫོང་འཕྲང་གི་ལུང་དྲངས་པ་ནི། ཕོ་བ་མེད་པར་བཏགས་པའི་ལ་ཐུག་དང་འདྲ། །རྒྱུ་མ་ཕོ་བར་བཏགས་པས་ཡུར་བ་ཆུས་བཀང་བ་དང་འདྲ། །ཕོང་ག་རྒྱུ་མར་བཏགས་པའི་གསེར་སྦྲུལ་བྲབ་པ་དང་འདྲ། །ཞེས་དང་། སྨན་དོན་ཀུན་གསལ་ལས། རྒྱུ་མའི་དབྱིབས་ནི་ཞིང་གི་ཆ་ཆུས་བཀང་བ་ལྟར་ཁྱུག་པ་དུ་མ་བྱས་ཏེ་འཁྱིལ་བ་དང་འདྲའོ། །

བཞི་པ། ལོང་གའི་གནས་ལུགས་བསྟན་པ།

༡. ལོང་གའི་ངེས་ཚིག་བཤད་པ།

ལོང་ག་ནི་མེ་དང་མཉམ་པའི་རླུང་གིས་ཟས་ཀྱི་སྙིགས་མ་རོ་བསགས་པའི་སྣོད་དང་འདྲ་བ་ཡིན་ལ། དེ་གཡས་གཡོན་དབུས་གསུམ་དུ་ཕྱེས་ནས་རྒྱུ་ཡུལ་ལ་ལོང་ལོང་གཡོ་བ་ལྟར་གནས་པས་ལོང་ག་ཞེས་བརྗོད་པ་དང་། སློབ་དཔོན་ཆེན་པོ་དབང་འདུས་མཆོག་ནས་མཛད་པའི་ལོང་གའི་རྣམ་བཤད་ལས། ལོང་གའི་དབྱིབས་སུམ་འཁྱོག་འགྱུལ་བའི་རྣམ་པ་ཅན་དང་ཆུ་བོ་གཡོ་བའི་རླབས་ཕྲེང་གཉིས་འདྲ་བ་རྒྱུ་མཚན་དུ་བྱས་ནས་བཏགས་པའི་མིང་སྟེ། ཞེས་གསུངས་པ་དང་། ཡང་སྨུག་ཚང་ལོ་ཙཱ་བ་ཤེས་རབ་རིན་ཆེན་གྱིས། རླུང་སྙིགས་ཟས་རོ་གསོག་པའི་སྣོད་གཡས་གཡོན་དབུས་དང་རྣམ་པ་གསུམ། ལང་ལོང་གཡོ་བ་ལྟར་གནས་པས་ལོང་ག་ཞེས་སུ་བཤད་པ་ཡིན། ཞེས་གསུངས་སོ། །

༢. ལོང་གའི་གནས་ཡུལ་བཤད་པ།

ལོང་གས་ལུས་ཟུངས་ལ་མཁོ་བའི་ཆུ་དང་ལན་ཚྭའི་རིགས་འཛིན་ལེན་བྱེད་པ་དང་། ཟས་སྐོམ་གྱི་སྙིགས་མ་རྣམས་བཤང་བར་

ཕྱུར་ནས་ཕྱིར་དོར་བའི་ལས་བྱེད་པ་དང་། ཡོང་གའི་རིང་ཐུང་གི་ཚད་ནི་སྤྱི་ཁྲི་གཅིག་ཙམ་ཡོད་པ་དང་། དེ་ལ་ཡོང་མགོ་དང་། ཁྲག་ཡོང་། རྩམ་ཡོང་། སྲིན་ཡོང་བཅས་བཞི་རུ་དབྱེ་ཡོད། ཡོང་མགོ་ནི་གཞོགས་གཡས་ཀྱི་སྨ་ཟུར་གྱི་ནང་ངོས་སུ་ཆགས་ཡོད་པ་དང་། དོན་དངོས་ཐོག་རྒྱུ་སྨད་དང་ཡོང་ག་གཉིས་པན་ཚུན་འབྲེལ་ས་དེ་ཡིན། རྒྱུ་མ་དྲང་སྲོང་ངམ་རྒྱུ་ལྷག་གི་གྱེས་ས་གནས་དེར་ལྷག་རང་གནས་སུ་ཡོག་མ་ཐུབ་པར་ཡིན་ཕྱིར། དེ་གར་འགྲུལ་སྐྱོད་བྱེད་པས་ལྟེབ་བརྩེགས་ཐེབས་ནས་གཞན་ཚད་རྒྱས་ཏེ་རྒྱུ་ལྷག་ན་བའི་སློང་རྐྱེན་དུ་གྱུར་པ་མང་། རྒྱུ་ལྷག་ནི་ཡོང་མགོ་ནས་ཐུར་དུ་གྱེས་པ་དང་། དེའི་རིང་ཐུང་གི་ཚད་ནི་སོར་ལྔ་ནས་སོར་བདུན་ཙམ་ཡོད། མི་ཕལ་མོ་ཆེར་རྒྱུན་ལྡན་གྱི་ཆགས་སྟངས་ནི་གཞོགས་གཡས་ཀྱི་སྨ་ཟུར་དང་ལྟེ་བའི་བར་གྱི་དཀྱིལ་གཤམ་དུ་ཆགས་ཡོད། ཡིན་ན་ཡང་མི་རྣམས་ཀྱི་ལུས་ཕུང་གྲུབ་སྟངས་མི་འདྲ་བའི་དབང་གིས་མི་ཉུང་ཤས་དང་བུད་མེད་སྦྲུམ་མའི་རྒྱུ་ལྷག་ནི་གནས་དེ་ལས་ཅུང་ཙམ་མཐོ་བར་གནས་ཡོད། དེར་གཞན་ཁ་རྒྱས་པ་ནི་རྒྱུན་མཐོང་ནད་རིགས་ཀྱི་གྲས་སུ་ཚུད་ཅིང་ན་ཟུག་དྲག་པོ་བྱུང་སྐབས་རྒྱུ་ལྷག་ལ་གཞན་ཚད་རྒྱས་ཡོད་མེད་ལ་དོ་སྣང་བྱེད་དགོས། གཞན་ཡང་གསོ་རིག་གི་ཐ་སྙད་བཀོད་སྐྱོད་མི་འདྲ་བའི་དབང་གིས་རྒྱུ་མགོ་ནས་མཆེད་པའི་བར་གྱེན་ཕྱོགས་སུ་ཆགས་པ་དེར་ཁྲག་ཡོང་ངམ་གྱེན་ཆགས་ཡོང་ག་ཟེར་བ་

དང་། མཆིན་པའི་འོག་ནས་མཆེར་པའི་མཚམས་བར་འཕྲེད་དུ་ཆགས་པ་དེར་རྩམ་སོང་ངམ་འཕྲེད་ཆགས་སོང་ག་ཟེར། མཆེར་པའི་མཚམས་ནས་ཐུར་རྒྱུགས་སུ་ཆགས་པ་དེར་སྲིན་སོང་ངམ་ཐུར་ཆགས་སོང་ག་བཅས་ཟེར་བ་རེད།

༣. སོང་གའི་ནང་གི་གནས་ས་བཤད་པ།

སོང་གའི་ཡར་སྣེ་རྒྱུ་མ་དང་འབྲེལ་ཞིང་མར་སྣེ་གཞང་ཁར་ཟུག་ནས་སུམ་འགྱིག་ཅན་དུ་གནས་ཡོད་པ་སྟེ། སློབ་དཔོན་ཆེན་མོ་གོ་འཛོ་དབང་འདུས་མཆོག་ནས་གནད་ཀྱི་ལྡེ་མིག་ལས་ལུང་དྲངས་པ་ལྟར་ན། སོང་ག་ནི་ཡར་སྣེ་རྒྱུ་མ་དང་འབྲེལ་ཞིང་མར་སྣེ་གཞང་ཁར་ཟུག་ནས་སྦྲུལ་ཁྲིས་པ་ལྟར་སུམ་འགྱིག་ཏུ་འཁྱིལ་ནས་གནས། རླུང་སྐོགས་དང་ཁ་ཟས་སྙ་བའི་སྐོགས་རོ་གསོག་པའི་སྣོད་ཡིན། སོང་གའི་གནས་ས་དང་བྱེད་ལས་ལ་བལྟོས་ནས་ཁྲག་སོང་དང་། རྩམ་སོང་། སྲིན་སོང་། གཉེ་མ། གཞང་བཅས་དུམ་བུ་ལྔར་དབྱེ་བའི་དང་པོ་ཁྲག་སོང་ནི། ཡར་སྣེ་རྒྱུ་མ་དང་མར་སྣེ་རྩམ་སོང་དུ་འབྲེལ་ཏེ་སྣེ་ས་ཁུད་ཀྱི་ཐད་ནས་མཆིན་པའི་འོག་བར་ཁ་གྱེན་དུ་བལྟས་ནས་གནས་པའི་སོང་གའི་སྟོད་ཀྱི་མིང་ངོ་། །འདི་ཉིད་ཁྲག་མཁྲིས་ཚ་བའི་རྟེན་མཆིན་མཁྲིས་དང་ཁད་ཉེ་བར་གནས་པའི་དོན་གྱིས་ཁྲག་སོང་ཞེས་བྱའོ། །གཉིས་པ་རྩམ་སོང་ནི། ཡར་སྣེ་ཁྲག་

ལོང་དང་མར་སྣེ་སྒྲིན་ལོང་དུ་འབྲེལ་ཏེ་གཡས་ངོས་མཆིན་པའི་འོག་ནས་གཡོན་ངོས་མཆེར་བའི་འོག་བར་ཁ་འཕྱེད་དུ་བལྟས་ནས་གནས་པའི་བར་གྱི་ལོང་ག་ལ་བྱའོ། །འདི་ཉིད་རྩམ་པ་སོགས་ཟས་སྐྱམ་གྱི་སྙོད་ཕོ་བ་དང་ཉེ་བར་གནས་པའི་དོན་གྱིས་རྩམ་ལོང་ཞེས་བརྗོད་དོ། །གསུམ་པ་སྒྲིན་ལོང་ནི་ཡར་སྣེ་རྩམ་ལོང་དང་མར་སྣེ་གཉེ་མར་འབྲེལ་ཏེ་མཆེར་བའི་འོག་ནས་སྣེ་ས་ཁུད་བར་ཁ་ཐུར་དུ་བལྟས་ནས་གནས་པའི་ལོང་གའི་སྨད་ཀྱི་ཆ་ཤས་ལ་བྱའོ། །གནས་འདིར་བཤང་བ་ལ་བསྙེན་པའི་སྒྲིན་བུ་ཕལ་མོ་ཆེ་རྣམས་གནས་པའི་དོན་གྱིས་སྒྲིན་ལོང་ཞེས་གྲགས་སོ། །བཞི་པ་གཉེ་མ་ནི། ཡར་སྣེ་སྒྲིན་ལོང་དང་མར་སྣེ་གཞང་དུ་འབྲེལ་བའི་ལོང་གཞུག་དྲི་ཆེན་གསོག་པའི་གནས་སོ། །ལྔ་པ་གཞང་ནི། ཡར་སྣེ་གཉེ་མ་དང་མར་སྣེ་གཞང་ཁར་ཟུག་པའི་ལོང་གཞུག་གི་སྣེ་མོ་བཤང་ལམ་ལ་བྱའོ། །

༩. ཕུལ་ཐིག་གིས་ལོང་ག་འཚོལ་ཐབས་བཤད་པ།

རྒྱབ་ཀྱི་ལོང་ག་ཐིག་གིས་འཚོལ་ཐབས་དང་། ལོང་གཞུག་གཉེ་མ་ཐིག་གིས་འཚོལ་ཐབས་བསྟན་པ་དང་གཉིས་ལས་དང་པོ་རྒྱབ་ཀྱི་ལོང་ག་ཐིག་གིས་འཚོལ་ཐབས་ནི། ཚིགས་པ་བཅུ་དྲུག་པའི་གཡས་གཡོན་དུ་རང་སོར་བརྒྱད་རེ་གཞལ་བའི་སར་འཕྲེད་ཐིག་གཅིག་གདབ། དེའི་གཡས་གཡོན་ཟུར་ནས་གྱེན་དུ་དྲང་པོར་རང་

སོར་བཞི་རེ་གཞལ་བའི་སར་གྲེན་ཐིག་དང་། དེ་ནས་འཕྲེད་ཐིག་ཏུ་ཐིག་གཅིག་གདབ་པའི་དཔངས་སུ་རང་སོར་བཞི་དང་། དཀྱུས་སུ་རང་སོར་བཅུ་དྲུག་ལྡན་པ་དེ་ནི་ལོང་གའི་རྒྱབ་ཀྱི་ཡུལ་ཡིན་ཏེ། བྱང་ཁོག་ཡུལ་ཐིག་ལས། ཚིགས་པ་བཅུ་དྲུག་ནས་ནི་གཡས་གཡོན་དུ། །ཚོན་བཞི་གྲེན་དུ་ཚོན་དོ་ལོང་གའི་རྒྱབ། །ཅེས་གསུངས། ལོང་གཞི་གཉེ་མ་ཐིག་གིས་འཚོལ་ཐབས་ནི། ཚིགས་པ་བཅོ་བརྒྱད་པའི་གཡས་གཡོན་དུ་རང་སོར་བརྒྱད་རེ་གཞལ་བའི་སར་འཕྲེད་ཐིག་གཅིག་གདབ། འཕྲེད་ཐིག་གཡས་གཡོན་ཟུར་ནས་མར་གཞུག་གྲུ་ཆུང་གི་སྟེར་ཐིག་རེ་གདབ་པའི་གྲུ་གསུམ་གྱི་ས་ཁྱོན་དེ་ནི་ལོང་གའི་གཞུག་གཉེ་མ་དང་གཞང་གི་གནས་ཡུལ་ཡིན།

༥. ལོང་གའི་བྱེད་ལས་བཤད་པ།

ལོང་ག་ནི་རླུང་སྙིགས་ཟས་རོ་གསོགས་པའི་སྣོད་ཡིན་པས་ཁ་ཟས་ཀྱི་སྙིགས་རོ་རྣམས་དང་། གཞན་ཡང་ལོང་ག་རང་ཉིད་ལ་ལྡན་སྐྱེས་སུ་གནས་ཤིང་རྒྱུ་བའི་མེ་མཉམ་རླུང་དང་། ཐུར་སེལ་རླུང་དག་གི་བྱེད་ལས་ཀྱིས་ཁ་ཟས་སླ་བའི་རིགས་རྣམས་ལོང་གའི་རྩ་སྦུབས་རྣམས་བརྒྱུད་ནས་རྒྱུ་གྲོགས་རྩའི་གནས་སུ་གཏོར་བར་བྱེད་པ་དང་། ཁ་ཟས་སྙ་བའི་སྙིགས་རོ་བཤང་སྒོར་ཕྱིར་འབྱིན་པར་བྱེད་པ་ཡིན་ཏེ། ཡང་ཏིག་ཟབ་གསང་ལྷེ་མིག་ལས། ལོང་ག་ནི་ཁ་ཟས་གར་སླ་འབྱེད་

པའི་གནས། ། རླུང་སྙིགས་ཟས་རོ་གསོག་པའི་སྣོད། །ཕོང་སྲིན་འདུ་བའི་གྲོང་ཁྱེར་དང་། །ཕྱིན་གྱི་སྐྱུལ་བ་བཅས་ཡིན་ནོ། །ཞེས་གསུངས། རྒྱུད་བཞི་ལས། ཐུར་དུ་སེལ་བའི་རླུང་ནི་གཞང་ལ་གནས། །ལོང་དང་ལྒང་བ་གསང་བ་བརླ་ནང་རྒྱུ། །ཁུ་ཁྲག་བཤང་གཅི་མངལ་ནང་འབྲིན་སྡོམ་བྱེད། །ཅེས་གསུངས་པ་དང་། བཻ་ཌཱུརྻ་མེ་ལོང་ལས། ཐུར་དུ་སེལ་བའི་རླུང་ནི་གཙོ་བོར་གཞང་ལ་གནས་ནས་ཡུལ་ལོང་ག་སྟོད་སྨད་དང་། ལྒང་པ་དང་གསང་བའི་གནས་དང་བཅས་པ་བརླའི་ནང་དུ་རྒྱུ་ཞིང་ལས་ཁུ་ཁྲག་དང་། བཤང་གཅི་རྣམས་དང་། མངལ་ནང་དུ་གནས་པའི་བུ་ལ་སོགས་འབྲིན་པ་དང་སྡོམ་པའི་བྱ་བ་རྟག་ཏུ་བྱེད་པ་ཡིན་ནོ། །ཞེས་གསུངས་པ་ལྟར་འབྲིན་སྡོམ་གྱི་ལས་ཚུལ་བཞིན་དུ་བྱེད་པ་ལས་འགག་སྡོམ་གྱི་སྐྱོན་རྣམས་སེལ་ཞིང་བདེ་བར་རྒྱུ་བ་ཡིན། དེ་མཚུངས་སུ་ལོང་ག་ནི་སྲིན་བུའི་གནས་གཙོ་བོ་ཡིན་པས་ལུས་ཁམས་ཉེ་མའི་གཉེན་པོ་ལས། རྟག་པ་ལ་རྒྱུ་བའི་སྲིན་རིགས་བཅུ་རིམ་པར་ཕྱེ་བ་ལ་བེའུ་སྣབས་དང་། ཁབ་ཀྱི་ཁ་དང་། ཕེ་སྤྲི་སྐྱེ་བ་དང་། ཕང་པ་མེད་པ་དང་། བཤང་བར་རྣམ་པར་འཐོར་བྱེད་དང་། སྐམ་པས་གདུང་པ་དང་། རྒྱ་མར་འབྱེད་པ་དང་། རྣམ་པར་རེངས་བྱེད་དང་། མདོག་བཟང་དང་། གཞང་སྣེན་བྱེད་དང་བཅས་སྲིན་རིགས་བཅུ་ལྷག་གི་རྣམ་གྲངས་བརྗོད་པ་ཡིན་ཞིང་སྲིན་གྲུབ་ཀྱི་ཕུང་པོ་འདི་ཉིད་མ་འབྲུགས་

པའི་ཚེ་ཟས་འཇུ་བ་དང་སྟོབས་མདངས་འཕེལ་བའི་གྲོགས་བྱེད་པ་དང་འབྲུགས་ཚེ་ནད་ཀྱི་རྒྱུ་རུ་འགྲོ་བ་བཅས་སོ། །

༤. ལོང་གའི་འབྲེལ་འགྱུར་བཤད་པ།

སྙོད་ལོང་ཡང་དོན་སྣོ་བ་དང་འབྲེལ་བ་དང་། སྒོ་སྣ་ལ་འཆར་བ་ཡིན་ཏེ། སྨན་དཔྱད་ཟླ་བའི་རྒྱལ་པོ་ལས། སློ་དང་ལོང་ནི་རླུང་གི་གནས། །གཉེན་དང་ཕྲུར་སེལ་དོན་སྙོད་བྱེད། །ཅེས་གསུངས་དང་། བྱང་བའི་ཡན་ལག་བརྒྱད་པ་ལས། རླུང་སྙིགས་ཟས་རོ་གསོག་པའི་སྙོད། །ལོང་ཡིན་ཕྱིར་ན་སློ་དང་འབྲེལ། །ཞེས་གསུངས་པའོ། །

༧. ལོང་གའི་འདྲ་དཔེ་བཤད་པ།

ལོང་གའི་འདྲ་དཔེ་བསྟན་པ་ནི་བཙུན་མོའི་གཡོག་མོར་དཔེར་མཛད་པ་ཞིག་དང་། སྤྲུལ་སེར་ལྕུག་གིས་བྲབས་ནས་ཕྱིས་པར་དཔེར་མཛད་པ་ཞིག་དང་གཉིས་ཡོད་པ་ལས། བཤད་རྒྱུད་ལས། རྒྱུ་མ་ལོང་ག་བཙུན་མོའི་གཡོག་དང་འདྲ། །ཞེས་དང་། མན་ངག་རྒྱུད་ལས། ལོང་ག་སུམ་འཁྱིག་གསེར་སྤྲུལ་ལྕུག་བྲབ་འདྲ། །ཞེས་གསུངས་པའི་ཕྱི་མ་ནི་དོན་སྙོད་སོ་སོར་གཉན་ཆེ་ཆུང་གི་གོ་རིམ་ལ་བརྟོས་ནས་གསུངས་པ་དང་། ཕྱི་མ་ནི་ལོང་ག་ཡི་

དབྱིབས་དང་ཁ་དོག་ལ་བསྟོས་ནས་གསུངས་པ་ཡིན། རྣམ་བཤད་སྔོན་དོན་ཀུན་གསལ་ལས། ལོང་ག་སུམ་འགྲིག་གསེར་སྦྲུལ་ལྟག་བྲབས་འདྲ། །ཞེས་པ་ནི། ལོང་ག་རྒྱ་མ་སྔོམ་པོར་རྒྱུ་ཚིལ་གྱིས་གཡོགས་པས་ཁ་དོག་སེར་བ་དང་། སུམ་འགྲིག་ཏུ་འཁྱིལ་ནས་གནས་པས་སྦྲུལ་བྲིས་དང་འདྲ་བའོ། །ཞེས་གསུངས་སོ། །

ལེའུ་བཞི་པ། སྨུག་པོ་རང་གནས་སུ་འཇུག་ཚུལ་དང་ནད་འགྱུར་གྱི་ངོ་བོ་བཤད་པ།

དང་པོ། སྨུག་པོ་ཐོ་བར་འཇུག་ཚུལ་བཤད་པ།

དེ་ཡང་ཐོ་བ་ནི་སྟོད་དྲུག་གི་ཡ་གྱལ་དང༌། ཟས་སྐོམ་ཁོང་དུ་སོང་བ་ཐམས་ཅད་གཡོས་གཙུ་བྱེད་པའི་ཕོག་མ་དང་འདྲ་བ། སྟོད་དུ་བད་ཀན་སྨུག་བྱེད་དང་བར་དུ་མཁྲིས་པ་འཇུ་བྱེད། སྨད་དུ་རླུང་མི་ཉམས་རླུང་བཅས་གནས་ཡོད། ས་ཆུའི་ཁམས་ཤས་ཆེ་ཞིང་ཁོང་ནད་ཐམས་ཅད་ཀྱི་འབྱུང་གནས་སྐྱེ་ཡུལ་ཀྱང་ཡིན། སྨོས་སུ་ཐོ་བར་སྨུག་པོའི་ནད་གཞི་བྱུང་བའི་ཚེ་ན་སྨུག་པོར་དུས་གསུམ་ཡོད་པ་ལས། བར་དུ་ཚ་གྲང་འཐབ་པའི་འདུ་གནས་ཡིན་པ་དང༌། རིགས་ཀྱི་དབྱེ་བ་ལས་སྐབས་དེར་སྨུག་པོ་རྒྱས་པའི་དུས་ལ་ངོས་བཟུང་ན་འཚམ་སྙམས། དེར་བབས་པའི་ནད་ནི་གོང་དུ་བཤད་པ་ལྟར་བད་ཀན། ཁྲག། རླུང༌། མཁྲིས་པ་སོགས་ལ་རྐྱེན་ཚང་རག་དང་སུར་པན་སོགས་ཟས་སྐོམ་ཚ་སྐྱུར་རིགས་བསྟེན་དྲགས་པ་ལས་མ་ཞུ་བའི་གནས་ཐོ་བའི་ཡུལ་དུ་སྨུག་པོ་རྒྱས་ཏེ་ངན་ཁྲག་གི་རྣམ་པས་རིམ་

བཞིན་རྨ་རུལ་བྱུང་བའི་ནད་ཅིག་ཡིན། རྒྱུད་ཆེན་ལས། ཕོང་ནད་ཐམས་ཅད་མ་ཞུས་སྐྱེད་པའི་ཕྱིར། །མ་ཞུའི་གསོ་དཔྱད་མཁས་པ་ཤིན་ཏུ་གཅེས། །རྒྱུ་ཉིད་གྲོལ་ན་འབྲས་བུ་ག་ལ་འབྱུང་། །ཕོ་བ་ཟས་འཇུ་བྱེད་པའི་གཞི་ཡིན་པས། །ཟས་སྤྱོད་དྲོད་བསྟེན་སེ་འབྲུ་ད་ལེས་ཤིས། །ཞེས་གསུངས་པ་ལྟར་རོ། །འོན་ཀྱང་ཕོ་བོའི་ལོ་དུ་མའི་རིང་གི་སྨན་བཅོས་ཀྱི་མྱོང་ཚོར་ལྟར་ན། ཕོ་བར་བབས་པའི་སྨུག་པོའི་འདི་ཉིད་ཀྱི་འབྱུང་རྐྱེན་ནི། གསོ་བྱ་ཉིད་དུས་རྒྱུན་དུ་ཚང་རག་དང་ཚ་སྐྱུར་རིགས་བསྟེན་པར་དགའ་བ། ཁ་ཟས་དུས་ཐོག་ཏུ་མ་ཟོས་པ། ཡང་ན་སེམས་ལས་ཆེ་བ་བཅས་ཀྱིས་ཕོ་སྐྱུར་དང་མཁྲིས་ཁུ་འཕེལ་ཏེ་ཐང་ལ་ལྷག་པ་དེས་ཕོ་བའི་ནང་ལོག་གི་སྐྱི་ཤུན་ལ་ཐོག་ཐུག་ཏུ་སོང་སྟེ་རུལ་མྱག་གི་རྣམ་པར་གྱུར་ཏེ་སྨུག་པོ་བསྐྱེད་ཡོང་བ་དང་། དེ་ཡང་ཕོ་བའི་ནང་དུ་ཁྲག་གིས་བཀང་ཞིང་དྲོད་ཀྱིས་བསྲུལ་བ་ལྟར་མ་ཡིན་ཏེ་ཕོ་བའི་ནང་ལྡེབས་སུ་རྫ་གསར་ཆུ་ཡིས་བཀང་བ་འཛོར་བ་བཞིན་རིམ་གྱིས་བསྲུལ་བའི་རྣམ་པ་ཅན་ཞིག་ཡིན་པ་དེའོ། །དེའི་ནད་རྟགས་ཐད་རྩ་ནི་སྦོམ་ཞིང་ཁེངས་ལ་གན་རྩ་ཞར་བ། ཆུ་མདོག་སྨུག་དུགས་སྐ་ལ་རྙོག་མ་ཅན་འབྱུང་བ། སྐབས་སུ་ཕོང་བ་ཚ་ཞིང་མགོ་དང་མིག་རུས་ན་བ། དྲི་མ་ནག་སྨུག་སྐམ་ཞིང་ཤ་རིལ་འདྲ་འབྱུང་སྟེ་ནད་རྟགས་རྣམས་དཔལ་ལྡན་རྒྱུད་བཞི་ལས་གསུངས་པ་ཇི་བཞིན་དེ་བཞིན་དུ་འབྱུང་བའོ། །

འཇུག་ཚུལ་དུས་ཀྱི་སྔ་ཕྱིའི་དབང་དུ་བྱས་ན་གསུམ་ཡོད་དེ། དང་པོ་ཚ་བའི་དུས་དང་། བར་དུ་ཚ་གྲང་འཐབ་པའི་དུས། ཐ་མ་ནི་ཁྲག་མཁྲིས་ཀྱི་སྟོབས་ཟད་ནས་གྲང་བ་ལྷིང་ཆད་པའི་དུས་དང་གསུམ་མོ། །

༡. སྨུག་པོ་ཚ་བའི་དུས།

སྨུག་པོ་ཚ་བའི་དུས་ལ་ནད་ཐོག་དངོས་སྙིང་ནད་གཞི་ངོས་འཛིན་བྱེད་པར་ཕོ་སྨུག་ཅེས་ཐོག་མར་ནད་ཀྱི་ཐ་སྙད་མཛད་པར་འདུག། ཚ་རྐྱེན་གྲང་རྐྱེན་གང་ལས་གྱུར་ཀྱང་དེའི་ངོ་བོ་ནི་མཆིན་པར་བྲངས་སུ་མ་གྱུར་པའི་ཁྲག་སྙིགས་དེ་ཕོ་བར་བབས་པ་ཡིན། དངས་མ་མ་ཞུ་བ་ལས་གྱུར་པའི་དབང་གིས་ཕོ་བར་འཇུག་དུས་ཁྲག་མཁྲིས་ཚ་བའི་སྟོབས་ཀྱིས་ནད་ཀྱི་ངོ་བོ་ཚ་བར་མངོན་པར་འདུག། དེ་ལའང་ཁྲག་མཁྲིས་རྒྱས་པ་ཚ་བའི་དུས་དང་། གྲང་བའི་འོག་ཏུ་ཚ་བ་གབ་པའི་དུས་དང་གཉིས་སུ་དབྱེ་བ་དཀར་ཆོག། སྤྱིར་ཕོ་བ་ནི་བད་ཀན་གྱི་ཡུལ་ཡིན་པ་དང་ས་ཆུ་གྲང་བའི་སྟོབས་ཤས་ཆེ་འཛིན་ཞིང་གནས་ཡོད། སྨུག་པོ་མ་ཡིན་པའི་ཕོ་བར་གཉན་ཚད་རུང་ཙམ་རྒྱས་པའི་ནད་རིགས་སོགས་གནས་ཀྱི་དབང་གིས་ཚ་བའི་མགོ་བོ་མནན་ཏེ་གྲང་བའི་རྟགས་སུ་འཁྲུལ་སོ་ཆེ། གལ་ཏེ་དུས་ཐོག་ཏུ་ནད་ངོས་མ་ཟིན་པར་ཡུན་འགྱངས་ན་རིམ་གྱིས་ཕོང་ནད་ཀྱི་རྒྱུ་རུ་འགྱུར་

བའི་ཉེན་ཁ་ཡང་ཡོད། རྒྱུད་ཀྱི་ཚིགས་གོང་འོག་སྦྱར་ན། ཁྲག་སྙིགས་དང་པོ་ཕོ་བར་སླེབས་དུས་ཟས་སྤྱོད་དང་ཡུལ། དུས། རང་བཞིན། ན་ཚོད་དབང་གིས་ཚ་གྲང་གཉིས་འཕྲལ་དུ་འཐབ་པ་དང་ཡང་ན་ཐུང་ཟད་དལ་བར་འཐབ་པ་སོགས་ཇི་རིགས་འགྱུར་སྲིད། དེའི་བརྒྱུད་རིམ་དེ་ལ་དུས་ཚིགས་ཀྱིས་ངེས་བསྟན་ཀྱང་གསལ་པོར་མེད་དེ་གཙོ་བོ་ཟས་སྤྱོད་བསྟེན་ཐབས་ལ་རག་ལས་པ་ཡིན། གཞུང་ལས་གསུངས་པའི་སྨུག་པོ་རྒྱས་པ་མ་རྫོལ་བའི་གནས་སྐབས་སུ་ཕལ་ཆེར་སྐབས་འདི་ཡིན་མོད་སྙམ། རྒྱུད་ལས། མ་རྫོལ་སྨུག་པོ་ཁྲག་ཚད་རྒྱས་པའི་རྟགས། །ཞེས་གསུངས་པ་ལྟར་རོ། །

༢. བར་དུ་ཚ་གྲང་འཐབ་པའི་དུས།

ཁྲག་དང་མཁྲིས་པའི་སྟོབས་རྒྱས་པ་ལས་གྱུར་པའི་ཚ་བའི་དུས་དང་། བད་ཀན་གྲང་བའི་སྟོབས་རྒྱས་པ་ལ་གྲང་བའི་དུས། དེ་དག་གི་ཤེད་སྙོམས་པའི་དུས་སུ་ཚ་གྲང་འཐབ་པའམ་སྨུག་པོ་འཁྲུགས་པ་ཞེས་བྱ་སྟེ། རྒྱུད་བཞི་ལས། བར་དུ་ཁྲག་མཁྲིས་ཚ་ལ་བད་ཀན་གྲང་། །དེ་དག་ཤེད་སྙོམས་ཚ་གྲང་འཐབ་པར་བྱེད། །ཅེས་གསུངས། ཁྲག་ངན་རྒྱས་པ་རྟེན་གྱི་དབང་གིས་ཚ་བར་གྱུར། སྐབས་འདིར་ངན་ཁྲག་གི་ངོ་བོ་ཚ་བ་དང་། རྟེན་ནམ་འདུ་གནས་ཕོ་བ་ནི་བད་ཀན་གྱི་གནས་ཡིན་པས་གྲང་བའི་ཡོངས་སུ་གཏོགས།

མཉམ་གནས་ཀྱི་རླུང་སྟོད་ཀྱི་རྩ་སྦུབས་ཀུན་ཏུ་ཞུགས་ཤིང་། རླུང་གིས་ཁྲག་ཡར་ཚུར་འདེད་ཅིང་རྒྱུ་བའི་དུས་ལ་ངེས་པ་མེད་པར་རྒྱུན་དུ་ན་ཟུག་སྐྱང་ཐབས་ལྷར་ན་བ། ཉིན་མོ་ཅུང་ཟད་བདེ་ལ་མཚན་མོ་རྒྱུན་དུ་ན་བར་མངོན། དེའི་རྒྱུ་མཚན་ནི། མེ་མཉམ་རླུང་གིས་དྭངས་སྙིགས་མ་ཕྱེས་པའི་སྙིགས་མ་སྙེ་པོ་བའི་ནང་ལྡེབས་ཀྱི་རྩ་སྦུབས་ཀུན་ཏུ་བྱེར་ཞིང་འཁྱིངས་པ། དེས་པོ་བའི་མེ་དྲོད་དང་ལྷན་ཅིག་ཏུ་གནས་པའི་མེ་མཉམ་རླུང་གི་རྒྱུ་ལམ་བཀག་སྟེ་རླུང་ཁྲག་འཁྲུགས་ཏེ་ཚ་གྲང་འཐབ་པར་བྱེད་པ་ཡིན། དེ་ལ་སྨུག་པོ་འཁྲུགས་པའང་ཟེར་ཏེ་འཁྱིངས་པའི་དུས་སུ་འབྱུང་བ་མང་། རྒྱུད་ལས། མཉམ་གནས་སྟོད་ཀྱི་རྩ་ནང་ཀུན་དུ་ཞུགས། །རླུང་ཁྲག་ཡར་འཕོར་ཚུར་འཕོར་འདེད་ཅིང་རྒྱུ། །ཞེས་གསུངས།

༣. ཐ་མ་གྲང་བ་ལྷིང་ཆད་པའི་དུས།

ཐ་མ་གྲང་བ་ལྷིང་ཆད་པའི་དུས་ནི་ཐ་མར་ཁྲག་མཁྲིས་ཏེ་ཚ་བའི་སྟོབས་ཟད་ནས་བད་རླུང་རྒྱས་པས་གྲང་བར་འགྱུར་བ་ཡིན། གཡུ་ཐོག་དགོངས་རྒྱན་ལས། གྲང་བ་ལྷིང་ཆད། ལྷིང་འཇགས་པ་དང་། གཅིག་པུར་ཆད་པ་ནི་རིམ་བཞིན་གཞན་གྱིས་འཚེ་བ་མེད་པ་དང་གྲོགས་མེད་པའི་དོན་ཡིན་པས་སྐབས་འདིར་ཚ་བ་ཁྲག་མཁྲིས་ཀྱི་གྲོགས་སམ་གནོད་པ་མེད་པའི་གྲང་བའི་ནད་ཀྱི་སྟོབས་རྒྱས་པའི་

སྐབས་ཀྱི་མིང་། ཞེས་གསུངས་པ་ལྟར་སྨུག་པོའི་ནད་ཐ་མ་ཁྲག་མཁྲིས་ཀྱི་སྟོབས་ཟད་དེ་གྲང་བ་རྒྱུང་བའི་ནད་དུ་འགྱུར་བ་ཡིན། དེ་ཡང་ནད་འགྱུར་དུས་ཀྱི་ཐ་མར་སླེབས་པའམ་དཀྱིལ་དུ་གྱུར་པས་ངོ་བོ་གྲང་བ་རྒྱུང་པར་སྣང་ཡང་ནད་སྟོབས་ཤིན་ཏུ་རྒྱས་པའི་དུས་སོ། །དེ་དག་སྨུག་པོ་རྒྱས་པ་རྫོལ་བའི་གནས་སྐབས་སུ་ངོས་འཛིན་དགོས་པར་འདོད་དེ། བར་དུ་ཚ་གྲང་འཐབ་པ་འཁྱིངས་པའི་གནས་སྐབས་སུ་རླུང་གི་རང་བཞིན་རྩུབ་པས་སྙོད་ཀྱི་སྐྱི་ལྷགས་རིམ་བཞིན་བསྐྱུལ་བ་ལས་རྫོལ་བར་གྱུར་ཏེ་ཁྲག་མཁྲིས་ཚ་བའི་རྟེན་ཤོར་བས་ཟད་པ་དང་ལུས་ཀྱི་ཟུངས་ཉམས་པ་ལས་གྲང་བ་སྟོབས་ཅན་ནད་དུ་འགྱུར་བར་འདོད།

༩. ཕོ་བར་སྨུག་པོའི་འབྲུལ་སོ་བསྟན་པ།

འདི་ལ་ཕོ་བར་སྨུག་པོ་རྫོལ་དང་མ་རྫོལ་བའི་ཁྱད་པར་ཡོད་དེ། ཕོ་སྨུག་མ་རྫོལ་བའི་ནད་རྟགས་ལ་ལྟེན་འོག་མདུན་རྒྱབ་སྦྲགས་ནས་ན་བའི་ནད་རྟགས་ལྡན་ལ། དེར་ཕོ་ཤེལ་དང་ཞུང་གསོན་ལ་བརྟག་དཔྱད་བྱས་ན་ཕོ་བར་སྨུག་པོའི་རྨ་ཡོད་པ་གཏན་ཁེལ་བྱེད་ཐུབ། ནད་པའི་ཉམས་སྟོབས་ལ་འགྱུར་ལྡོག་ཀྱང་ཆེན་པོ་མེད་པ། དེ་སྔོན་ཁྲག་ནག་དུད་ཁུ་སྐྱུགས་པའི་ལོ་རྒྱུས་ཡང་མེད། མིག་སྤྲིན་དང་ལྕེ་མཆུ་སེན་མོ་བཅས་ཀྱི་མདོག་དམར་མདངས་ལྡན་པ། མདངས་

ལེགས་པ། ཁྲག་གི་རྒྱུན་སྲོལ་བརྟག་དཔྱད་དུ་ཟུངས་ཁྲག་རྒྱུན་ལྡན་ཡིན་པ་དང་། བཤང་བར་གབ་ཁྲག་བརྟག་དཔྱད་རྒྱུན་ལྡན་ཡིན་པའོ། །

ཕོ་བར་སྨུག་པོ་རྫོལ་བའི་ནད་རྟགས་ནི་ལྟེ་འོག་མདུན་རྒྱབ་སྲུགས་ནས་ན་བ་དང་གཟེར་ཟུག་དྲག་པོ་གློ་བུར་དུ་ལྡང་བ། ཁྲག་ནག་དུད་ཁུ་འདྲ་བ་མང་དུ་སྐྱུགས་པ། བཤང་བ་རྐམ་ལ་ནག་ཅིང་ཕྱིར་ཐུ་འཁྱིན་པར་དཀའ་བ། དུས་མེད་རྒྱུན་དུ་ཟུག་ཆེ་ཞིང་སྐྲང་ཐབས་ལྡང་བ། ཕོ་ཤེལ་དང་ཕུང་གསོན་ལ་བརྟག་དཔྱད་བྱས་ཚེ་ཕོ་བར་སྨུག་པོའི་རྨ་ཡོད་པ་ལ་གཏན་ཁེལ་བྱེད་ཐུབ་པ་མ་ཟད་ནད་པའི་ཉམས་སྟོབས་ཤིན་ཏུ་ཞན་པ། དེ་བཞིན་སྙིང་གཡུགས་ཆེ་བ། ལུས་འདར་བ། ཁྲག་གི་རྒྱུན་སྲོལ་བརྟག་དཔྱད་བྱས་ཚེ་ཟུངས་ཁྲག་གི་ཚད་དམའ་བ། བཤང་བའི་གབ་ཁྲག་བརྟག་དཔྱད་དུ་གབ་ཁྲག་ཡོད་པར་མངོན་པ་བཅས་ཡིན།

༥. ཕོ་མཆིན་རྩ་བར་སྐྱུགས་ཁྲག་གི་འབྲུལ་སོ་སེལ་ཚུལ།

ཕོ་སྨུག་རྐྱེན་གྱིས་ཁྲག་སྐྱུགས་པའི་མདོག་ནི་དུད་ཁུ་དང་འདྲ་བ། དྲི་མ་དུགས་ལ་སྨུག་ཞད་ཅུང་ལྡན་པ། གསོ་བྱ་ཉིད་ལ་ཕོ་བ་སྨུག་པོའི་ནད་རྟགས་ལྡན་པ། ཕོ་ཤེལ་གྱི་བརྟག་དཔྱད་དུ་ཕོ་བར་སྨུག་པོའི་རྨ་ཡོད་པ་མངོན་ཐུབ།

མཆིན་ནད་རྒྱན་གྱིས་ཁྲག་སྐྱུགས་པ་ནི་ཁྲག་མདོག་དམར་ལ་རྣངས་པ། ཁྲག་གི་བོངས་ཚད་ཆེ་བ། གསོ་བྱ་ཉིད་ཀྱི་གདོང་མདོག་སྨུག་ལ་མཆུ་ཏོ་སྨུག་ནག་ཡིན་པ། མིག་སྦྲིན་སེར་ཞས་ཆེ་བ། མཆིན་ཞུས་བརྟག་དཔྱད་ལ་མཆིན་པར་སྐྱོན་ཡོད་པ། རྫོལ་རྩ་ཕྱི་རུ་འབུར་བ།

གློ་ནད་རྒྱན་གྱིས་ཁྲག་སྐྱུགས་པ་ནི་ཁྲག་གི་མདོག་དམར་ལ་ལྦུ་བ་ཅན་དགོང་དང་ཐོ་རངས་ཀྱི་དུས་སུ་སྐྱུགས་པ། རྒྱུན་དུ་གློ་བར་ལུད་པ་མང་ཞིང་ཚྭ་དྲི་བྲོ་བ་ཁྲག་བོངས་ཅུང་ཙམ་ཆེ་བ། གློ་ཡུལ་སྒྲངས་ཤིང་དབུགས་ཚང་བ། གློག་པར་གྱིས་བརྟག་དཔྱད་དུ་གློ་བར་ནད་འགྱུར་ཡོད་པ་བཅས་སོ། །

༨. ཕོ་སྨུག་དང་འབྲེལ་བ་ཡོད་པའི་ནད་རིགས་བཤད་པ།

ཕོ་བའི་ནད་ནི་ནད་གཞི་སྐྱི་དང་འདྲ་བར་ངོ་བོ་ཚ་གྲང་གཉིས་སུ་འདུ། ཕོ་ནད་ཀྱི་དབྱེ་བ་ཚ་བ་ལས་གྱུར་པ་བདུན། གྲང་བ་ལས་གྱུར་པ་དགུ་བསྡོམས་པས་བཅུ་དྲུག་ཏུ་འདུས་པ་ཡིན། མན་རྒྱུད་ཕོ་ནད་གསོ་བའི་ལེའུ་ལས། དབྱེ་བ་ཕོ་ནད་ཚ་བ་གྲང་བ་གཉིས། །ཚ་བ་ཕོ་བར་འགྲམས་བབས་འཁྲུགས་བབས་དང་། །དུག་ཐབས་གཉན་སླང་ཕོ་བ་སུར་ཡ་དང་། །མཁྲིས་པ་ལུད་དང་མཆིན་ཁྲག་ལུད་པའོ། །མཆིན་ཁྲག་ལུད་ལ་འདྲིལ་དང་མ་འདྲིལ་གཉིས། །

གྲང་བ་རླུང་དང་མ་ཞུ་ལྷགས་དྲེག་ལྷེན། །མེ་མཉམ་རྗེ་སྐྲན་དམུ་རྫིང་སྐྱིན་དང་འབྲས། །ཚ་གྲང་བདུན་དགུ་པོ་ནད་བཅུ་དྲུག་གོ །ཞེས་རྒྱུད་ཀྱི་དབྱེ་བ་ཕྱེ་ཚུལ་དང་། ནད་ཐོག་དངོས་དང་སྦྱར་ཏེ་པོ་བར་སྨུག་པོར་འགྱུར་སྲིད་པའི་ནད་རིགས་ཁག་ཅིག་ཡང་གཞམ་དུ་བསྟན་ཡོད།

(༡) ཕོ་བར་ཟས་སྐྱོམ་མ་ཞུ་བ། ནད་ནི་ལྟེ་ཞིང་བསིལ་ལ་རྟེན་ཡང་གྲང་རླུང་ཅན་གྱི་མི། སྔར་མ་གོམས་པའི་ཟས། མི་འཕྲོད་པའི་ཟས། ངོ་བོ་མི་འཇུ་བའི་ཟས་རིགས་བསྟེན་པ་བཅས་རྐྱེན་བཞི་ཡིས་བད་ཀན་སྨུག་བྱེད། མཁྲིས་པ་འཇུ་བྱེད། རླུང་མེ་མཉམ་བཅས་རྣམ་པ་གསུམ་གྱི་ནུས་པ་ཉམས་ནས་བད་ཀན་སྨུག་བྱེད་ཀྱིས་སྨུག་མི་ནུས་པ་དང་མཁྲིས་པ་འཇུ་བྱེད་ཀྱིས་འཇུ་བར་མི་ནུས་པ། མེ་མཉམ་རླུང་གིས་དྭངས་སྙིགས་འབྱེད་མ་ནུས་པ་ལས་མ་ཞུ་བའི་ནད་བྱུང་བ་ཡིན།

(༢) མ་ཞུ་བེ་སྣབས། མ་ཞུ་བེ་སྣབས་ཞེས་པ་ནི་ཕོང་དུ་བད་ཀན་ཆེར་འཕེལ་བས་གྱེན་ཐུར་དུ་རྒྱུ་བའི་མེ་མཉམ་གྱི་རླུང་རྒྱུ་སའི་ལམ་བཀག་པ་དང་། རླུང་ཕོང་དུ་འཁྲིམས་ནས་སྦོ་བ། ཐེར་ཟུག་ཁེལ་རྟག་ཏུ་ན་ལ་འོག་རླུང་སྟོམ་པ་སྟེ་མི་ཐོན་པ། དེ་བཞིན་སྙིང་ནས་སྐྲིག་པ་ནི་མ་ཞུ་བེ་སྣབས་ཞེས་ནད་གཞན་གྱི་རྒྱུ་བྱེད་པ་ཡིན།

（༣）མ་ཞུ་བསུད་ནད། མ་ཞུ་བསུད་ནད་ཅེས་བྱ་བ་ནི་གོང་དུ་བཤད་པའི་མ་ཞུ་བེ་སྐབས་དང་འབྲེལ་བ་ཆེ་ལ། རྒྱུ་གཙོ་བོ་ནི་གོང་བཞིན་རླུང་ཐུར་སེལ་གྱི་ལམ་བཀག་པས་རླུང་དེ་གྱེན་དུ་ལོག་པ་ཡིན། འོག་རླུང་གི་དབུགས་ངན་སྲི་ཞིང་མི་ཐོན་པ་དང་། དྲི་མ་སྐམ་པ་སྡེ་བཤང་བ་རིལ་མ་ལྟར་སྐམ་པོ་ཡིན་པ། བསུད་པ། བྲང་ཚ་ལ་ཆུ་ཚན་སྐྱུགས་པ། མཆིན་དྲི་ན་བ་བཅས་ནི་བསུད་ནད་ཀྱི་རྟགས་ཡིན། དུས་ཐོག་ཏུ་བཅོས་མ་ཐུབ་ན་མཇུག་ཏུ་སྨུག་པོར་འགྱུར་འགྲོ་བའི་ཉེན་ཁ་ཡོད་དོ། །

（༤）མ་ཞུ་ཤིང་འདྲ། མ་ཞུ་ཤིང་དང་འདྲ་བ་ཞེས་པ་ནི། བེ་སྐབས་མང་དུ་འཕེལ་བ་དེས། སྟེང་འོག་ཏུ་རྒྱུ་བའི་རླུང་གི་ལམ་བཀག་པས། མེ་མཉམ་རླུང་དེ་མཆིན་པ་དང་། མཆེར་པ་དེ་བཞིན་རྩིབ་ལོགས་ཀྱི་རྩ་ནང་ཀུན་དུ་ཞུགས་ཏེ། ལུས་རེངས་ནས་དགྱེ་སྒྱུར་བྱེད་མི་ཤེས་པ། ཕོག་པའི་ནང་དུ་ཤིང་བཙུག་པ་དང་འདྲ་ལ། གནས་གང་དུ་ཞུགས་པ་དེར་གཟེར་ཞིང་ན་ཟུག་དྲག་པོ་གློང་ཐབས་ལྟར་བྱུང་བ་བཅས་ཀྱི་རྟགས་ཡོད་དོ། །

（༥）མ་ཞུ་དུག་འདྲ། མ་ཞུ་དུག་དང་འདྲ་བ་ཞེས་པ་ནི། དྭངས་མ་མ་ཞུ་བ་ལུས་ཀྱི་རྩ་མིག་རྣམས་སུ་བྱེར་ནས་རྩ་ནང་ཀུན་དུ་དྭངས་མ་ཆགས་ཤིང་གནས་ཏེ་འབྱུར་བ་དང་། དུག་གི་ནད་ལྟ་བུར་ལུས་ཤ་ཀུན་སྐྱོ་ཞིང་སྐམ་པ། ལུས་ཀྱི་ཤེད་ཤུགས་ཆུང་བ་ཟས་ཟོས་

པའི་རྗེས་སུ་དེ་མ་ཐག་མི་བདེ་བ། དང་ག་ཞན་པ་སྟེ་ཟས་མི་འདོད་པ། ལུས་ལ་ཚ་ཤས་ཆེ་བ་དང་། ཚ་གྲང་གཉིས་ཀ་མི་བཟོད་པར་ན་བ་བཅས་ཀྱི་རྟགས་འབྱུང་བ་ཡིན་ནོ། །

（༦）སྙིགས་མ་མ་ཞུ་བ། ཁ་ཟས་གང་ཞིག་ཟོས་པ་དེ་ཉིད་མ་ཞུ་བར་རང་སར་ཕོ་བ་དང་། རྒྱུ་མ་ལོང་ག་བཅས་ཀྱི་གནས་སུ་ལུས་ཏེ། དེའི་རྐྱེན་གྱིས་བད་ཀན་བེ་སྣབས་མང་དུ་འཕེལ་བ་དང་། དེར་ཁ་ཟས་མ་ཞུ་བ་རྣམས་བཏུམས་ནས་གནས་པ་ཡིན་པ་དང་། དེ་ཉིད་རྙིང་པར་གྱུར་ནས་མཁྲེགས་པར་གྱུར་པ་སྙིགས་མ་འདྲིལ་བའི་ཟས་སྐྲན་དུ་འགྱུར་བ་ཡིན་ནོ། །

（༧）དྭངས་མ་མ་ཞུ་བ། ཕོ་བའི་མེ་དྲོད་ཞན་པའི་རྐྱེན་གྱིས་མེ་མཉམ་རླུང་གིས་དྭངས་མ་དང་སྙིགས་མ་སོ་སོར་ཕྱེ་བའི་ཚེ། དྭངས་སྙིགས་ལེགས་པར་ཕྱེད་མ་ཐུབ་པའི་དབང་གིས་དཔེར་ན་སྣུན་ཚགས་རྩལ་པོར་ཚགས་བརྒྱབ་པ་དང་འདྲ་བར། སྙིགས་མ་ཡང་དྭངས་མ་ཁོ་ན་རྒྱུ་སའི་རྩ་མིག་ནང་དབང་མེད་དུ་ཤོར་ནས་འདྲེས་པ་དང་། མདངས་བསྒྱུར་མཁྲིས་པའི་ཚ་ཞན་པའི་དབང་གིས་ཟུངས་སུ་སྨིན་མ་ཐུབ་པའི་དྭངས་སྙིགས་འདྲེས་པའི་ཟས་རྒྱུན་དེ་ཡུན་རིང་པོར་མཆིན་པའི་རྩ་སྦུབས་སུ་གནས་པ་ལ་དྭངས་མ་མ་ཞུ་བ་ཡིན་ནོ། །

（༨）བད་ཀན་ལྷེན། བད་ཀན་རང་རྒྱུད་ཅན་གྱི་ནད་

རིགས་དྲུག་གི་ཡ་གྱལ། ཕོ་བའི་ནང་དུ་བེ་སྐབས་འཕེལ་ནས་ཁ་ཟས་མི་འཇུ་བའི་ནད་ཀྱི་མིང་སྟེ། མན་ངག་ཡོན་ཏན་རྒྱུད་ལས། དང་པོ་བད་ཀན་ལྷེན་ཞེས་བྱ་བ་ནི། །རྐྱེན་དང་མ་གོམས་མི་འཕྲོད་ཇོ་བོ་བཞིའི། །རྐྱེན་གྱིས་མ་ཞུ་བད་ཀན་བེ་སྐབས་འཕེལ། །བེ་སྐབས་ལྷེན་སྐའི་འོག་ཏུ་ཚོགས་པ་ལས། །ལྷེན་ཞེས་བྱ་སྟེ་ཉམས་ལ་འདྲིལ་སླམ་བྱེད། །སྟོང་ངེར་ན་ལ་མནན་ན་འདྲིལ་བ་མེད། །དང་ག་མི་བདེ་ཁ་ཟས་འཇུ་བ་དཀའ། །ཟོས་དུས་ན་ཞིང་སྟོགས་ན་བདེ་བར་མངོན། །ཞེས་གསུངས་པ་དང་། དཔལ་ལྡུངས་དཔོན་གཙྭ་བསྟན་འཛིན་འཕྲིན་ལས་རབ་རྒྱས་ཀྱིས་མཛད་པའི་རྒྱུད་བཞིའི་དཀའ་འགྲེལ་ལས། བད་ཀན་ལྷེན་ནི་ཕོ་བའི་བེ་སྐབས་མང་དུ་འཕེལ་ནས་ཟས་སྣོམ་མི་འཇུ་བའི་ནད་དེ། ལྷེན་ཞེས་པ་ནི་བེ་སྐབས་ཀྱི་མིང་ཡིན་ཞིང་དེ་འཕེལ་བའི་ནད་ལ་བད་ཀན་ལྷེན་ཞེས་བརྗོད་དོ། །ཞེས་གསུངས་པ་ལྟར་རྒྱུ་མ་ཞུ་བ་བེ་སྐབས་འཕེལ་བ་ལས་སྐྱིད་ཀྱང་རྐྱེན་ཕོ་བའི་མེ་དྲོད་ཉམས་པ་དང་ཁྲག་ངན་སོགས་འདྲིལ་བ་ལས་ཕོ་སྨུག་ཏུ་འགྱུར་ངེས་ཆེའོ། །

(༤) བད་ཀན་ལྷུགས་དྲེག ནད་ཀྱི་རྟགས་ལ་བལྟོས་ནས་བཏགས་པའི་བད་ཀན་རང་རྒྱུད་ཅན་གྱི་ནད་རིགས་དྲུག་གི་ཡ་གྱལ། ཁ་ཟས་མི་འཇུ་ཞིང་སྐྱུག་པ་སོགས་འབྱུང་བའི་ནད་ཀྱི་མིང་སྟེ། མན་ངག་ཡོན་ཏན་རྒྱུད་ལས། ལྷུགས་དྲེག་ཅེས་བྱ་གོང་ལྟར་མ་ཞུ

པས། །བེ་སྣབས་འཕེལ་ཏེ་ཕོ་བའི་ནང་སྲུལ་ལ། །ལྷུགས་དྲེག་ཆགས་པས་ཕོ་བའི་མེ་དྲོད་ཉམས། །སྐྲིགས་འཚོང་ཕོ་བ་ཐམས་ཅད་རྫིམ་མེ་ན། །དང་ག་མི་བདེ་ཤ་སྐམ་སྟོད་སྙིང་འདོད། །བེ་སྣབས་བད་ཀན་ཁ་ཟས་ཟོས་ཚད་སྐྱུག །ཅེས་གསུངས། དཔལ་ལྡན་སྨན་པ་ཀུན་དགའ་ཡོངས་འཛིན་ཆེན་བཀའ་ཁྲིམས་སྐྲུངས་དཔོན་གཙོ་བསྟན་འཛིན་འཕྲིན་ལས་རབ་རྒྱས་ཀྱིས་མཛད་པའི་རྒྱུད་བཞིའི་དཀའ་འགྲེལ་ལས། བད་ཀན་ལྷུགས་དྲེག་ནི། ཁ་ཟས་མ་ཞུ་བའི་རྒྱུ་ལས་བྱུང་བའི་ཕོ་བའི་ནང་སྲུལ་དུ་ལྷུགས་གཡའི་ཁྲུབ་ལྟར་གྱི་དྲེག་པ་ཆགས་ནས་ཟས་སྐོམ་མི་འཇུ་བ་སྐྱུག་པར་བྱེད་པའི་ཕོ་བའི་གཅོང་ནད་ཆེན་པོ་ཞིག་གོ །ཞེས་གསུངས། ཞང་སྨན་ནག་པོས་ཀྱང་། ལྷེན་ཞེས་བྱ་བའི་བད་ཀན་ནི། །བེ་ནད་ལྷེན་སྣར་འདྲེལ་བ་ཡིན། །ལྷུགས་དྲེག་ཅེས་བྱའི་བད་ཀན་ནི། །ཕོ་བ་ཤ་མོའི་སྲུལ་འདྲའི་ནང་། །བེ་སྣབས་ལྷུགས་དྲེག་ལྟར་ཆགས་ཡིན། །ཞེས་གསུངས་སོ། །

(༡༠) མེ་དྲོད་ཉམས་པ། རྒྱུན་དུ་གྲང་ཟས་དང་མི་འཇུ་བའི་ཟས་ཡང་ན་ཟས་སྐྱོམ་ཚད་ལས་ལྷག་སྟེ། ཕོ་བར་གནས་པའི་མེ་དྲོད་གཙོ་འཁོར་རྣམ་གསུམ་གྱི་ནུས་པ་ཉམས་ཟད་དུ་གྱུར་པའི་ནད་ཅིག་ཡིན། མེ་དྲོད་ཉམས་པའི་ནད་དེའི་གྱུར་ཚུལ་ཐད་ལ་རྒྱུད་བཞི་ལས། བད་ཀན་མེ་ཉམས་གྲང་ རླུང་ཤས་ཆེ་ལ། །ཁ་ཟས་འཇུ་དཀའ་བསིལ་སྦྱོགས་ཚད་ལས་ཐལ། །གོས་སྲབ་ལུས་གྲང་ཆུ་ཡི་ལས་

མང་བྱེད། །ཚད་གཞུག་བསིལ་ཐལ་སྦྱངས་གཏར་དྲགས་པ་ཡིས། །མཁྲིས་པ་འཇུ་བྱེད་མེ་མཉམ་རླུང་མཐུ་ཉམས། །ལུས་ཀྱི་དྲོད་ཆུང་ཁ་ཟས་འཇུ་མི་འདོད། །སྒོ་འཁྲིག་འཚེང་སྐྲིག་ཁ་ཟས་མ་སྨིན་འབྲུ། །སྟོབས་ཆུང་ཤ་སྐམ་མཇུག་ཏུ་དམུ་སྐྲན་འགྱུར། །ཞེས་གསུངས་པ་ལྟར་བད་ཀན་མེ་ཉམས་ཀྱི་ནད་ནི་ཕོ་བ་རྒྱུད་པའི་ནད་དུ་ངོས་འཛིན་བྱེད་དགོས་ཏེ། སྨན་དཔྱད་ཟླ་བའི་རྒྱལ་པོ་ལས། ཕོ་བ་རྒྱུད་པའི་མཚན་ཉིད་ནི། །ཕོ་བ་གང་སྟེ་འཁྲུགས་ཀྱང་རུང་། །ལྟོགས་ཀྱང་རུང་སྟེ་ན་བ་དང་། །ལྦུ་བ་སྐྱུགས་ཅིང་ཚང་ཕན་སྟེ། །མཁལ་རྐེད་ན་ཞིང་ཟས་མི་འཇུ། །བཅུད་ཅན་གནོད་ཅིང་ཐང་མི་ཡོག །ཡང་བའི་ཟས་ནི་ཅུང་ཙམ་བདེ། །ཞེས་གསུངས། དེང་རབས་གསོ་རིག་གིས་ཕོ་རུབ་ནད་དེ་ནད་ཐོག་ལག་ལེན་དངོས་སུ་བད་ཀན་ལྷེན་དང་། ལྷུགས་དྲེག་མེ་ཉམས་གསུམ་ལས་གྱུར་པ་ཡིན་པར་ངོས་འཛིན་བྱས་ཡོད། གོང་དུ་ངོས་བཟུང་བ་ལྟར་སྨན་བཅོས་བྱེད་ཚེ་ཕན་འབྲས་ཀྱང་མངོན་གསལ་དོལ་པོ་མཐོང་ངོ་། །འབྱུང་རྐྱེན་གཙོ་བོ་ཀྱང་གོང་བཞིན་གྲང་རླུང་ཅན་གྱི་མི་ལ་རྐྱེན་བད་ཀན་ལྷེ་བསིལ་སོགས་མ་གོམས་པའི་ཟས། མི་འཕྱོད་པའི་ཟས། ངོ་བོ་འཇུ་དཀའ་བའི་ཟས་བཅས་བསྟེན་པ་ལས་འབྱུང་བ་ཤ་སྟག་ཡིན། དེ་ལ་དབྱེ་བ་དགར་ན་བད་ཀན་ལྷེན་ལས་གྱུར་པའི་ཕོ་རུབ། བད་ཀན་ལྷུགས་དྲེག་ལས་གྱུར་པའི་ཕོ་རུབ། བད་ཀན་མེ་ཉམས་ལས་གྱུར་

པའི་ཕོ་ཉུབ་ཅེས་གསལ་བར་བསྟན་ཡོད། དེ་དག་ལས་ཕོ་བ་སྨུག་པོར་འགྱུར་ཚེས་པ་ནི་གྲང་རྐྱེན་གྱིས་བྱེད་པར་མངོན། སྟན་བརྒྱུད་བེ་བྲུམ་ནག་པོ་ལས། དང་པོ་བད་ཀན་དཀར་པོ་ལ། །རྒྱས་ནས་བད་ཀན་སེར་པོར་འགྲོ། །སེར་པོ་རྒྱས་ནས་སྨུག་པོར་འགྲོ། །ཞེས་གསུངས་སོ། །བད་ཀན་ལྕེན་དང་བད་ཀན་ལྷུགས་དྲེག་བད་ཀན་མེ་ཉམས་གསུམ་གྱི་འབྲུལ་སོ་ནི། བད་ཀན་ལྕེན་ལས་གྱུར་པའི་ཕོ་ཉུབ། ལྕེན་འོག་ཙུང་མི་བདེ་བར་ན་ལྷང་ལྷང་བྱེད་པ། ནད་པའི་གློ་ངོར་ལྕེན་འོག་ཏུ་རྡོག་རྡོག་ཙུང་ཙམ་ཡོད་པར་བསམ། ནད་གཞིའི་ངོ་བོ་ནི་ཙུང་ཙམ་ཡང་བ་ཡིན། བད་ཀན་ལྷུགས་དྲེག་ལས་གྱུར་པའི་ཕོ་ཉུབ་ནི་ལྕེན་འོག་ན་རྩེམ་མེར་སྟོད་པ། བེ་སྣབས་དང་ཁ་ཟས་སྐྱུགས་པ། ནད་གཞིའི་ངོ་བོ་འབྲིང་ཙམ་དུ་སླེབས་པ་ཡིན། བད་ཀན་མེ་ཉམས་ལས་གྱུར་པའི་ཕོ་ཉུབ་ནི་ལྕེན་འོག་ན་ལ་ཁ་ཟས་མ་སྨིན་པ་འབྲུ་བའམ་སྐྱུགས་པར་བྱེད་པ། ལུས་སྟོབས་ཆུང་ཞིང་ལུས་ཤ་སྐམ་པ། ནད་གཞིའི་ངོ་བོ་ལྕི་ཞིང་མཇུག་ཏུ་དམུ་ཆུ་དང་སྐྲན་ནད་དུ་འགྱུར་བ་མང་ངོ། །

（༡༡）ཕོ་རླུང་གི་ནད། ཕོ་རླུང་ནི་ཇ་གར་པོ་དང་ར་ཤ་རྙིང་བ་སོགས་ཡང་ལ་རྩུབ་ཅིང་རླུང་གི་མཚན་ཉིད་དང་མཐུན་པའི་ཟས་སྐོམ་བསྟེན་དྲག་པ་དང་སེམས་ལས་ཆེ་བའི་རྐྱེན་གྱིས་ཕོ་བར་རླུང་ཞུགས་པ་ཡིན། ནད་འདིར་མི་ཉམས་རླུང་འབྲུགས་པ་དང་། ཡང་

ན་ཕྱི་རོལ་དུ་གྲང་ངར་ལྡིང་པའི་སྐབས་སུ་ཟས་ཟ་བ་ལས་གྱུར་པའང་ཡོད། རྒྱུད་ལས། དེ་རྟགས་ཕོ་རླུང་སྦྲོ་ཞིང་སྟོང་སྐྱེགས་དང་། །འབྲབ་པ་བཞིན་དུ་ན་ཞིང་སྟོང་སྐྱུགས་བྱེད། །ཡང་ན་སྒྲ་བཅས་འཁྲིག་ཅིང་འཁྲུ་བ་ཡིན། །ཞེས་གསུངས། ཁྱད་པར་རླུང་རྩུབ་པའི་རང་བཞིན་གྱིས་ཕོ་བར་བད་ཀན་བེ་སྐབས་འགྱུར་བག་གི་རང་བཞིན་དུམ་བུར་བཏུབ་པ་དང་ཕོ་བའི་ངོས་སུ་ཆགས་པའི་རྒྱུ་རྐྱེའམ་བེ་སྐབས་ཏེ་རླུང་གི་རྩུབ་པའི་རང་བཞིན་གྱིས་འབྲད་པར་བྱེད་པས་ཕོ་བར་ཚ་ཤ་རྒྱུག་པ་དང་། ཕོ་བ་འབྲབ་པ་བཞིན་དུ་ན་ལ་ཕོ་བ་རྗོལ་བར་བྱེད་པ་ཡིན།

(༡༢) ཕོ་བ་དུག་འཐབ། དུག་ནད་ཀྱི་རྟགས་ལྟར་ན་ཟུག་ལྡང་བ་ལ་བསྟོས་ནས་བཏགས་པ་ཡིན་ཏེ། གཙོ་ཆེར་ཁ་ཟས་མི་འཕྲོད་པ་དང་ངོ་བོ་མི་མཐུན་པའི་ཟས་སྐོམ་སོགས་དུས་མ་ཡིན་པར་ཟོས་པ་ལས་ཕོ་བ་དུག་འཐབ་ཀྱི་ནད་མང་དུ་སློང་ཡོང་། འཐབ་ཅེས་པ་ནི་སྒྱུར་དུག་ཁོང་དུ་སོང་བ་ལྟར་ཟུག་རྫུ་བཟོད་ལྷག་མེད་པར་དྲག་པོར་ན་བའི་དོན། དཔལ་སྤྲུངས་པས། དུག་ཐབས་ནི་ནད་གཞི་དུག་མ་ཡིན་ཡང་རྟགས་དུག་ནད་ལྟར་སྟོན་པའི་དོན་ནོ། །ཞེས་གསུངས། རྒྱུད་བཞི་ལས། ཁ་ཟས་མི་འཕྲོད་ཟོས་པས་འཐབ་པ་དང་། །མ་གོམས་དུས་ཡིན་ཟོས་པས་དུག་ཏུ་འགྱུར། །ཞེས་དུག་འཐབ་ནད་ཀྱི་འབྱུང་རྐྱེན་སོགས་གསལ་པོར་གསུངས་ཡོད།

(༡༣) ཕོ་ཁྱེམས་ཀྱི་ནད། ཕོ་ཁྱེམས་ཀྱི་ནད་ནི་རང་བཞིན་གྲང་རླུང་ཤས་ཆེ་བའི་མི་དང་། ཡང་ན་བཅུད་མེད་ཀྱི་ཁ་ཟས་ཡུན་དུ་བསྟེན་པ། མ་གོམས་པའི་ཟས་རིགས་སོགས་ཟོས་པ་ལས་ཕོ་བའི་མེ་དྲོད་རྣམ་གསུམ་གྱི་སྟོབས་ཉམས་ཏེ་མ་ཞུ་བའི་ནད་སྐྱེད་པ་སྟེ་ཕོ་བར་ཡུན་རིང་ལུས་ནས་མཐར་ཕོ་བའི་བུངས་ཆ་ནས་རུབ་པར་བྱེད་པའི་ནད་གཞི་ཞིག་ཡིན། ཕྱི་ལུགས་གསོ་རིག་གི་ངོས་འཛིན་བྱེད་ཚུལ་ནི་ལུས་ཁམས་ལ་མཁོ་བའི་སྤྲི་དཀར་གྱི་རྒྱུ་ཆ་དང་འབྱུང་བའི་ངོ་བོར་གྱུར་པའི་རྡུལ་རྫས་ཀྱི་རིགས་ལྷང་ཚད་ལས་ཉམས་ཟད་དུ་སོང་སྟེ་ཕོ་བའི་ནང་ངོས་ཀྱི་སྐྱི་མོར་ནད་གཞི་སྔོན་འགོག་གི་ནུས་པ་ཇེ་ཞན་དུ་གྱུར་པ་ལས་བྱུང་ཞིང་དུས་ཐོག་ཏུ་ཕོ་བའི་མེ་དྲོད་སླར་གསོ་བྱེད་མ་ཐུབ་ན་སྨུག་པོ་མས་ཆགས་སུ་འགྱུར་བ་ཡིན་ཞེས་བརྗོད།

(༡༤) སྐྲང་འཐབ། ངན་ཁྲག་ཕོ་བ་དང་རྒྱུ་འགོར་བབས་ཏེ་གནས་ཀྱི་དབང་གིས་ཁྲག་རླུང་འཐབ་པ་ཡིན། རྒྱུད་བཞི་ལས། ཁྱད་པར་ཕོ་བ་ལོང་དུ་ཁྲག་ལྷུངས་ན། །གྲང་རྗེས་ན་ཞིང་སྐྲིག་ལ་སྐྱུག་ཚུལ་སྟོན། །རོ་རྒྱབ་མཆིན་དྲི་སྦྲག་ཅིང་ཚ་རུམ་བྱེད། །དུས་མེད་རྒྱུན་དུ་ཟུག་ཆེ་སྐྲང་འཐབ་ལྡང་། །ཉིན་མོ་ཅུང་བདེ་མཚན་མོ་རྒྱུན་དུ་ན། །ཞེས་གསུངས། མན་ངག་ལྷན་ཐབས་ལས། བྱེ་བྲག་སྨུག་པོ་ནད་གཞི་ཆེ་བའི་ནད། །མི་འཕྲོད་ཟས་རྗེས་རྩུལ་གྲང་ལ་སོགས་ཀྱིས། །ཕོ་བའམ་ལོང་དུ་འདྲིལ་ཞིང་མདུན་རྒྱབ་སྦྲག །ཅེས་

གསུངས་པ་དང་ཡང་། གོང་སྨན་པའི་དོན་བསྡུས་ལས། མཆིན་ཁྲག་ལྷུང་བ་གྲང་རྗེས་ན། །སྲག་ཅིང་པོ་བ་ཚ་རུམ་ན། །མི་སྐྱུགས་སྐྱུག་པའི་ཚུལ་ཡང་སྟོན། །ལོང་དུ་ཁྲག་མཁྲིས་ལྷུང་བ་ན། །མཚན་ཉིད་གོང་གི་ཕོ་བ་མཚུངས། །གནས་ནི་ལྟེ་བ་སྨད་དུ་བྱུང་། །གཞན་གྱི་ཁྱད་པར་ཡོད་མ་ཡིན། །ཞེས་སྣང་ཐབས་ཀྱི་ནད་རྟགས་སོགས་གསལ་པོར་གསུངས་ཡོད་པ་དང་། ནད་ཀྱི་བརྒྱུད་རིམ་ལྟར་ན། གཙོ་བོར་ཕོ་བ་དང་ལོང་གའི་གནས་སུ་ཟས་སྤྱོད་མི་འཚམ་པའི་རིགས་ཀྱིས་ཕོག་ཐུག་བྱུང་ཚེ་གཉན་ཁ་རྒྱས་ཏེ་གསུས་སྟོད་དང་གསུས་སྨད་དུ་ལྡང་དུབ་ཅན་གྱི་ན་ཟུག་ལྟག་སྲད་དུ་གཏོང་བ་དང་། ཚ་ཤར་རྒྱག་པ། སྐབས་འགར་ཆུ་སྐྱུར་རམ་ཁྲག་རུལ་སྐྱུག་པ། བཤང་བ་སྐམ་པོ་ཐང་ཆུ་ནག་པོའི་མདོག་ལྟར་ཆགས་པ། གསུམ་པའི་ཤ་གྲིམས་འཁྲིགས་པོར་གྱུར་ཏེ་གནོན་གཟེར་ཡོད་པ་སོགས་ཀྱི་མངོན་ཚུལ་བྱུང་བ་ཡིན་ནོ། །

(༡༥) ཕོ་བར་བབས་པའི་གཉན་སྲིན། སྤྱིར་མིའི་ལུས་ཕུང་ནི་སྲིན་འབུ་སྤྲ་མོ་ཁྲི་ཕྲག་ལས་གྲུབ་པ་ཡིན་ཞིང་། ཕོ་བ་ནི་བད་སྲིན་གྱི་གནས་གཙོ་བོ་ཡིན་ཞིང་ཕོ་བར་བབས་པའི་གཉན་སྲིན་ནམ་གཉན་སྣང་གི་ནད་ཅེས་པ་ནི། བབས་གནས་མི་འདྲ་བའི་དབང་གིས་བཏགས་པ་ཡིན་ཞིང་། མིང་ཀྱང་ཐ་དད་དུ་སྣང་། རྒྱུད་བཞི་ལས། དབྱེ་བ་འབབ་ས་མིང་གིས་ཐ་དད་དེ། །མགོ་ལ་བབས་ན་

ལྷད་གཟེར་ཞེས་བྱ་ཞིང་། །གྲེ་བར་གག་པ་རོ་སྟོད་གཟེར་ཐུང་སྐྲེ། །
ཕོ་བར་གཉན་སླང་རྒྱུ་མར་རྒྱུ་གཟེར་ལ། །ཞེས་གསུངས་ཡོད་པ་
དང་། བྱེ་རིང་ལས། རྒྱུ་ལ་རྐྱེན་དེས་སྲིན་གྱི་གཟུགས་སུ་སྤྲུལ། །
བར་སྣང་ཁམས་ནས་བ་སྤུའི་སྒོར་འཇུག་ཅིང་། །འདི་ཞུགས་ལུས་
ཀྱི་སྲིན་གཞན་ལྡན་སྐྱེས་རྣམས། །སྲིན་དང་གློག་ལྟར་སྐད་ཅིག་
ཉིད་ལ་བྱེད། །ཕྱི་རུ་དོན་ནམ་ཡང་ན་ནང་དུ་གྱུམ། །འབབ་ས་སྤྱི་
ནི་ནད་གཞི་གང་ཡོད་སྟེང་། །སྒོས་སུ་སྲོག་རྩ་མཁལ་མ་མཆིན་པ་
དང་། །རྒྱུ་ལོང་རྣམས་ལ་ཕལ་ཆེར་འབབ་པ་མང་། །ཞེས་གཉན་
སླང་ནི་པར་པ་ཏའི་སྤྱི་མིང་དུ་འཇུག་པའི་ཕྱི་རོལ་ཡུལ་གྱི་དུག་ཅན་
སྲིན་བུ་ཕོ་བ་དང་གནས་གཞན་དུ་ལྷ་གཉན་ནམ་རྗེས་བྱུང་གི་ཚུལ་དུ་
བབས་ཏེ་ཕོ་བ་སྨུག་པོ་སོགས་སྐྱེད་པའི་གཉན་སྲིན་གྱི་ནད་ཅིག་ཡིན།
དེ་ནི་སྨུག་པོ་ཕོ་བར་བབས་པ་ལ་གྲོགས་བྱེད་མཁན་གྱི་ནད་རྐྱེན་ཞིག་
ཏུ་གྱུར། བཀའ་འགྱུར་ལས་བཏུས་པའི་ལུས་ཁམས་ཉེ་མའི་གཉེན་
པོ་ལས། རྒྱུས་པ་རྒྱལ་པ་ཞེས་བྱ་བའི་སྲིན་གྱིས་ཕོ་སྨུག་དངོས་སུ་
སྐྱེད་ཚུལ་གསུངས་པ་ནི་འདི་ལྟར་ཏེ། ངས་ཟས་དང་བྲལ་བར་གྱུར་
པས་གལ་ཏེ་ནང་ལྟོགས་པར་གྱུར་ན། དེས་བདག་གི་རྒྱུས་པ་ལ་
གནས་པའི་ཁྲག་རྣམས་འཕྲུང་བར་བྱེད་དོ། །དེས་ངའི་རྩོལ་བ་ལ་
རབ་ཏུ་ཉམས་པར་འགྱུར་རོ། །གལ་ཏེ་ཤ་ཟ་བར་བྱེད་ན་དེས་བད་
ཀན་སྨུག་པོ་ང་ལ་སྐྱེད་དོ། །ཞེས་འཁོད་ཡོད། བཞེད་ཚུལ་འདི་

དེང་རབས་གསོ་རིག་གི་ལྟ་ཚུལ་དང་ཅུང་ཙམ་མཐུན་མོད། འོན་ཀྱང་ཕོ་སྨུག་གི་ནད་རྒྱུ་དངོས་གཉན་སྲིན་ཡིན་མིན་གྱི་ཆ་ལ་ལེགས་པར་དཔྱད་དགོས་པའི་གཞི་རུ་འཁྱེརམས་སོ། །

(༡༤) ཕོ་བའི་འབྲས་ནད། ཕོ་སྨུག་དང་ཕོ་བའི་འབྲས་ནད་ཀྱི་ནད་རྒྱུ་ཕལ་ཆེར་འདྲ་མཚུངས་སུ་མངོན་ལ། གཙོ་ཆེར་ལུས་ཟུངས་འགྲམས་པ་དང་འཁྲུགས་པ། ཁ་ཟས་མ་སྨིན་པའི་ཟས་རིགས་སོགས་ལས་གྱུར་པའི་ངན་ཁྲག་རླུང་གིས་འདྲིལ་ནས་འབྱུང་བའི་ནད་རིགས་ཤིག་ཡིན། སྡག་ཚང་ལོ་ཙཱ་བ་ཤེས་རབ་རིན་ཆེན་གྱིས། འགྲམས་འཁྲུགས་དྭངས་མ་མ་སྨིན་པས། །ཁྲག་ངན་རྒྱས་ཏེ་རྩ་མིག་བྱེར། །རླུང་གིས་བསྒྲིལ་ནས་བེ་འབྲས་ལྟར། །སྲ་ཞིང་མཁྲིགས་འགྱུར་འབྲས་ཞེས་བཤད། །ཅེས་གསུངས་པ་ལྟར་མེ་དྲོད་ཀྱི་བྱེད་ལས་ཉམས་པ་ལས་ཁ་ཟས་མ་སྨིན་པའི་དྭངས་མས་ངན་ཁྲག་རྒྱས་པ་ལུས་ཀྱི་ཤ་རུས་རྩ་གསུམ་དང་། དོན་སྣོད་གང་རུང་གི་གནས་སུ་རླུང་གིས་བསྒྲིལ་བ་ལས་གྱུར་ཞིང་སྲ་བའི་རྣམ་པ་ཅན་དེ་ལ་བཤད་པ་ཡིན། རྒྱུད་བཞི་ལས། བྱེར་བས་དུག་མཛེ་མེ་དཔལ་འོར་དུ་ལྡང་། །འབྲས་དང་སུར་ཡ་དྲེག་དང་གྲུམ་བུ་དང་། །མིག་སེར་རྩ་སྐྲན་རྐང་འབམ་དུ་མ་སྐྱེད། །ཅེས་གསུངས། དེ་ལྟ་བུའི་ནད་ཕོ་བར་འབྱུང་བ་ནི་ཕོ་འབྲས་ཀྱི་ནད་ཡིན། དེང་སྐབས་གསོ་རིག་གི་བཤད་ཚུལ་ལྟར་ན་ཕོ་འབྲས་ནི་ཕོར་ཡུག་དང་། ཟས་སྐྱོད། འཚོ་

བའི་གོམས་གཤིས། ལུས་ཟུངས་རང་གི་ལྷན་སྐྱེས་ཀྱི་ནད་རིགས་སྔོན་འགོག་གི་ནུས་པ་ཇེ་ཞན་དུ་གྱུར་པ། དེ་བཞིན་ནད་པ་རང་གི་བསམ་སྤྱོར་དང་། ཕོ་བའི་གཉན་ཚད། ཤ་རོ། སྐྲག་པོ་ཁྲག་ངན་སོགས་ཀྱིས་རྐྱེན་བྱས་པའི་འབྲས་ནད་སློང་བྱེད་ཀྱི་གཟུགས་འགྱུར་ཕྲ་ཕུང་དེས་འབྲས་ནད་ཕྲ་ཕུང་སྐྱེད་སྲུང་བྱེད་པའི་མཐུན་རྐྱེན་བསྐྲུན་པ་ལས་ཕོ་བའི་འབྲས་ནད་འབྱུང་བར་བཤད་པ་ཡིན། ཁྱད་པར་དུ་ཟས་སྐོམ་མི་འཕྲོད་པ་དང་མ་ཞུ་བ་ལས་སྐྱེད་པའི་ཁྲག་ངན་ཆུ་སེར་ཕོ་བའི་ནང་ལྡེབས་ཀྱི་རྩ་མིག་ཕྲ་མོར་འདུས་པའི་གནས་དེར་ཚ་སྐྱུར་རུལ་སུངས་རྣམས་དང་གཉན་སྲིན་སོྔངས་པ་ལས་རྣག་ཅིང་སྐྲངས་པའི་རྣམ་པ་ཅན་ཕོ་འབྲས་རུ་འགྱུར་བ་ཡིན། ནད་ཐོག་ལག་ལེན་སྐབས་སུ་ཕོ་བའི་གུག་ཆེན་དུ་བྱུང་བའི་རྨ་རུལ་དང་བཅོས་སྐྱེད་མེད་པའི་ཕོ་བ་སྐྲག་པོའི་ནད་ནི་ཕོ་བའི་འབྲས་ནད་དུ་གྱུར་པ་ཤིན་ཏུ་མང་།

(༡༧) མེད་པའི་སྐྲག་པོ། མེད་པ་ནི་ཟས་སྐོམ་རྒྱུ་བའི་བུ་ག་ཡིན་པ་དང་། དེའི་གནས་ཡུལ་ནི་གློ་བའི་རྒྱབ་ངོས་སུ་ཆགས་ཏེ་ཡར་སྣེ་གྲེ་བ་དང་མར་སྣེ་ཕོ་བ་དང་འབྲེལ། ཁྱོན་བསྡོམས་རིང་ཚད་ནི་མཛུབ་གཉིས་དང་ཕྱེད་ཀ་ཡོད། རྒྱུ་རྐྱེན་ནི་གོང་བཞིན་ཉེས་གསུམ་དང་ནད་ཁྲག་འཁྲུགས་པ་ལས་སྐྲག་པོའི་ངན་ཁྲག་གྱེན་དུ་རྫོལ་བ་ལས་བྱུང་བ་ཡིན། དེང་རབས་གསོ་རིག་གིས་ནད་འདི་འཇུ་བྱེད་

རང་བཞིན་ལྡན་པའི་སྨུག་པོའི་ནད་ཀྱི་ཁོངས་གཏོགས་སུ་བསྡུས་ཡོད། ནད་འགྱུར་གྱི་རྣམ་པ་ནི་འགོས་མཆེད་རང་བཞིན་ལྡན་པའི་ཟངས་ཚགས་དུང་འཁྲིལ་སྲིན་ནར་མེད་པའི་ནང་གི་སྐྱེ་དངོས་སུ་འཚོ་ཞིང་ཡོག་ཐུག་བྱུང་བ་ལས་རྨ་རུལ་གྱི་རྣམ་པ་ཅན་དུ་འགྱུར་བར་འདོད། ནད་འདི་ཐོག་མར་རྒྱས་དུས་བྲང་ཚ་ཆུ་སྐྱུར་ཡུན་རིང་དུ་སྐྱུགས་པ་དང་། མེད་པའི་སྐྱེ་ལྡུགས་བསྲུལ་བར་གྱུར་པ་ཡིན། ལྟེན་འོག་དང་བྲང་དངོས་སུ་ན་བ་དང་། བྲང་གཞུང་ཚ་བ། ཆུ་སྐྱུར་རྒྱུན་དུ་སྐྱུགས་པ་སོགས་ཀྱི་ནད་རྟགས་འབྱུང་སྲིད།

གཉིས་པ། སྨུག་པོ་མཆིན་པར་འཇུག་ཚུལ་བཤད་པ།

སྨུག་པོའི་ནད་ཀྱི་ངོ་བོ་ནི་ཁྲག་སྐྱིགས་ཡིན་ཏེ། མཆིན་པར་ཞུགས་པའི་ཚེ་ཁྲག་གི་རྟགས་བཅོས་དང་འདྲ་ལ། རྒྱུ་ལམ་གཙོ་བོ་ནི་དྭངས་མ་ལེན་པའི་རྩ་དགུ་ལས་ཚོགས་པ་དགུ་པའི་ཐད་ནས་རྩ་གཅིག་མཆིན་པར་ཟུག་ཅེས་གསུངས་པ་དེ་ལ་ངོས་འཛིན་བྱེད་དགོས། ཁྲག་སྐྱིགས་རྣམས་ཕོ་བའི་རྩ་ལམ་བརྒྱུད་ནས་མཆིན་པའི་གནས་སུ་སོང་བ་དང་། མཆིན་པ་རྡོད་ཀྱི་གཞི་རྟེན་ཡིན་ཞིང་མཆིན་པར་ཁྲག་སྐྱིགས་ཀྱི་ཁེངས་པས་ཉུས་པ་ཇེ་ཞན་དུ་སོང་ནས་ནད་འགྱུར་གྱི་རྣམ་པར་གྱུར་པ་ཡིན། དེ་ལའང་སྨུག་པོ་མཆིན་པར་

ཞུགས་པ་ཞེས་ངོས་འཛིན་བྱེད་དགོས། གསོ་རིག་དགོས་པ་ཀུན་འབྱུང་ལས། དྭངས་མ་རྩ་བརྒྱུད་མཆིན་པར་བསགས། །དྭངས་མ་སྙིགས་མ་འདྲེས་པའི་ཕྱིར། །དམར་འགྱུར་མཁྲིས་པས་ཁྲག་ལ་འགྱུར། །ངན་ཁྲག་གྱུར་པས་མཆིན་པ་རྒྱས། །དྭངས་མ་མཆིན་པ་རྒྱས་ཞེས་བྱ། །སྨུག་པོ་རང་གནས་རྒྱས་ཞེས་དང་། །མཆིན་ཡུལ་ཆེ་ལ་སྐྲངས་ཤིང་ཁེངས། །རྩ་ཕྲ་ལུས་ནི་དམར་སེར་སྨུག། གྲང་ན་མི་བདེ་ཕོ་བ་འཚོང་། །ཟས་སྙོམ་དྲོ་ན་བདེ་བར་མངོན། །གོང་གི་དྭངས་མ་མ་ཞུ་དེ། །མཆིན་པར་ངན་ཁྲག་རྒྱས་པ་ལས། །ཁྲག་གི་ཟེལ་མ་མཆིན་ནང་ཆགས། །དེ་ཉིད་འཕེལ་ཞིང་རྒྱས་གྱུར་པས། །དྭངས་མའི་རྒྱུ་བསྐྱེད་མཆིན་སྐྲན་ཡིན། །ཞེས་གསུངས་པ་ལྟར། མཆིན་པར་ངན་ཁྲག་རྒྱས་པའི་མཁྲིགས་པོར་འགྱུར་བས་མཆིན་ཡུལ་ཆེ་རུ་སྐྲངས་ཤིང་ཁེངས་པ། མིག་སྤྲིན་སེར་པོར་གྱུར་པ། མཐར་མཇུག་མཆིན་པའི་བྱེད་ལས་ཉམས་ཏེ་མཆིན་པ་སྲ་ཁེངས་ཀྱི་ནད་དུ་འགྱུར་བ་ཤིན་ཏུ་མང་། ནད་འགྱུར་དུས་ཀྱི་སྔ་ཕྱི་ལྟར་ན་གསར་བའི་དུས་དེར་དྭངས་མ་མ་ཞུ་བ་ལས་བྱུང་བའི་ངན་ཁྲག་ཡུན་རིང་བར་དུ་མཆིན་པར་རྒྱས་པའི་དུས་ཡིན་ཞིང་། དེ་ལས་ཅུང་ཙམ་ཡུན་འགོར་ནས་སྙིང་བར་ཆགས་ན་དྲོད་ཀྱིས་རུལ་ཏེ་འདྲིལ་ཟགས་བྱེར་འཁྱིངས་སོགས་མཆིན་པར་དངོས་སུ་ནད་འགྱུར་གྱི་སྐབས་ཡིན། དེ་ལས་རིམ་ཏེ་མཐར་ཐུག་གི་དུས་དེར་མཆིན་པའི་བྱེད་ལས་ཉམས

ཏེ་མཆིན་པ་དུག་འཐབ་བམ་མཆིན་འབྲས་སུ་འགྱུར་བ་ཡིན། རྒྱུད་བཞི་ལས། མཆིན་པ་དང་པོ་ཟུགས་པ་གཡས་ནས་འཕེལ། །རྩ་གྲིམས་ཆུ་དམར་ཕུག་ན་རྒྱ་བཤལ་འབྱུང་། །གསུམ་པ་ཆེ་ལ་རྩ་གྲིམས་ཡན་ལག་སྐམ། །ཞེས་གསུངས། མཆིན་པར་གནད་མཆིན་རྩ་བྱེར་ཞེས་པའི་ནད་དེ་རིམ་བཞིན་དྭངས་མ་ལོག་པར་རྒྱུ་བའི་སྦྲུ་གུ་དག་ཆེ་ཆེར་རྒྱས་ཏེ་རྩ་རྒྱུད་གྲིམས་ཤིང་ཆུ་མདོག་དམར་བ་སོགས་ཀྱི་རྟགས་འབྱུང་ལ། གསུམ་པའི་རྩ་རྣམས་བཀྲ་བ་དང་། ཕུར་ན་མི་བཟོད་པར་ཁྲག་ལམ་རྫོལ་བས་ཡར་སྐྱུགས་པ་དང་། མར་བཤལ་བར་བྱེད་པ། གསུམ་པ་ཆེ་ལ་ཡན་ལག་སྐྲ་བའི་ཆུ་ནད་དུ་འགྱུར་བ་ཡིན། དེ་མཚུངས་སུ་རྒྱུད་ལས། མི་མཉམ་རླུང་གིས་དྭངས་སྙིགས་མ་ཕྱེད་པའི། །སྙིགས་མ་དྭངས་མའི་རྩ་མིག་ཤོར་བ་ཡིས། །མདངས་བསྒྱུར་མཁྲིས་པའི་ཟླུངས་ཁྲག་མ་སྨིན་ཏེ། །ཡུན་རིང་མཆིན་གནས་དྭངས་མ་མ་ཞུ་ཡིན། །སྙིངས་ནས་དྭངས་མ་འདྲིལ་ཟུགས་བྱེར་འགྲིངས་བཞི། །འདྲིལ་བས་སྐྲན་རྣམས་སྐྱེད་པར་བྱེད་པ་སྟེ། །ཟུགས་པའི་སྐྱ་ཐབ་དམུ་ཆུ་སྐྱེད་པར་བྱེད། །བྱེར་བའི་དུག་མཛེ་མེ་དཔལ་འོར་དུ་ལྡང་། །འབྲས་དང་སུར་ཡ་དྲེག་དང་གྲུམ་བུ་དང་། །མིག་སེར་རྩ་སྐྲན་རྐང་བམ་དུ་མར་འགྱུར། །འགྲིངས་པས་སྨུག་པོ་རྒྱས་གབ་མཆེར་པའི་ནད། །ནད་རྣམས་ཕལ་ཆེར་དྭངས་མ་མ་ཞུས་སྐྱེད། །ཅེས་རྒྱུ་དྭངས་མ་མ་ཞུ་བས་སྐྱེད་པའི་ངན་ཁྲག་དེ་

ལུས་ཟུངས་སོ་སོའི་མེ་དྲོད་ཀྱི་དྭངས་སྙིགས་ལེགས་པར་འབྱེད་མ་ཐུབ་པར་མཐར་ཐུག་མཆིན་ནད་གང་མང་བསྐྱེད་ཡོང་བ་ཡིན། དེང་རབས་གསོ་རིག་གིས་ནད་འགྱུར་གྱི་རྒྱུ་རྐྱེན་དང་བརྒྱུད་རིམ་སོགས་ལ་བཤད་ཚུལ་མང་པོ་མེད་དེ། མཐར་ཐུག་ནད་ཀྱི་འབྲས་བུའི་དུས་དེར་མཆིན་པ་སྲ་མཁྲེགས་སུ་གྱུར་ཏེ་ཀན་ཨེ(肝癌)ཞེས་མིང་གི་ཐ་སྙད་བཏགས་ཡོད་ཀྱང་དོན་དུ་ནད་ཀྱི་དབང་གིས་མཆིན་སྒོའི་སྡོད་རྩའི(门静脉)གནོན་ཤུགས་ཆེར་བསྐྱེད་དེ་སྡོད་རྩའི་ནང་གི་ཟུངས་ཁྲག་དང་། རྩ་སྦུབས་སུ་ལུས་པའི་གཤེར་ཁུ། དེ་མཚུངས་སུ་ཆུ་སེར་དང་མཁྲིས་ཁུ་སོགས་ཟགས་ཆུའི་རང་བཞིན་དུ་གྱུར་པ་དེ་རྣམས་ནད་ཀྱི་དབང་གིས་རྒྱུ་ལམ་དུ་འབབ་མ་ཐུབ་པ་དང་། ཟུངས་སུ་སིམ་མ་ཐུབ་པར་ཤ་ལྤགས་བར་དུ་བྱེར་ནས་ཆུ་ཐུམ་ལྟར་སྐྲངས་པ་ཡིན། སྐྲངས་པའི་རིགས་རྣམས་དུས་ཐོག་ཏུ་སྨན་དཔྱད་ཀྱིས་བཅོས་སྐྱེད་མ་བྱུང་ན་དུས་ཡུན་འགྱངས་པའི་དབང་གིས་གོང་དུ་སྨྲས་པའི་ཀན་ཨེ་ཞེས་པའི་ནད་དེར་འགྱུར་བ་ཡིན། སྤྲི་དཀར་དམའ་པའི་ཁྲག་ནད་དང་། མཆིན་རྫེན་ལས་ཟགས་པའི་གཤེར་ཁུ་མང་དུ་འཕེལ་བ། ཁྲག་གི་རྒྱུན་ལྷན་འཁོར་བསྐྱོད་སྐབས་སུ་ཟུངས་ཁྲག་ཧེ་ཞུང་དུ་གྱུར་པའི་རྐྱེན་གྱིས་མཆིན་པ་སྲ་མཁྲེགས་སུ་འགྱུར་བ་ཡོད།

འདིར་ཕྱི་ལུགས་གསོ་རིག་གིས་བཤད་པའི་མཆིན་ནད་ཀྱི་

སྐྱོང་རྐྱེན་རྣམས་ཅུང་ཙམ་རྒྱས་པར་བསྐྱེད་ན། ཆང་རག་འཐུང་དྲགས་པ་དང་། འགོས་མཆེད་ལྡན་པའི་གཉན་སྲིན་ནམ་ནད་དུག་ཅི་རིགས་རྩ་ལམ་དུ་ཞུགས་ནས་མཆིན་པར་གནོད་སྐྱོན་ཐེབས་པ། དུས་ཐོག་ཏུ་སྨན་བཅོས་བྱེད་མ་ཐུབ་པར་ཡུན་འགོར་འགྱིང་བྱས་པས་མཆིན་ནད་རྙིང་པ། ཁྲག་འཛིང་འབུ་སྲིན་མཆིན་པར་ཞུགས་ནས་མཆིན་པའི་ཚོ་སྣར་གྱུར་པ།(纤维化)རྫས་འགྱུར་གྱི་སྨན་སྣ་ཁོང་དུ་སོར་བ་དང་། བཟོ་ལས་ཀྱིས་སྦགས་བཙོག་ཟིན་པའི་བཏུང་ཆུའི་རིགས་རྟག་ཏུ་བེད་སྤྱོད་བཏང་བ། ལུས་ཟུངས་ལ་བཟོ་ལས་ཀྱི་དུག་རྫས་ཐོག་ནས་མཆིན་པར་ཞེན་པ། རྒྱུ་ལོང་ལ་སྲིན་སྦྲ་འགོས་པ། ཕྱི་དཀར་གྱི་རྒྱུ་ཆ་དང་ལེ་ཕེན་སུའུ་B12(维生素B12) ལེ་ཕེན་སུའུ(维生素E)སོགས་ལྡན་པའི་ཟས་རིགས་ཡུན་རིང་དུ་མ་བསྟེན་པ། ཧོང་ཆུས་མེ་དུའུ་སུའུ་(黄曲霉毒素)ཞེས་པས་སྦགས་པའི་ཟས་རིགས་བསྟེན་པ། ཡ་ཞའོ་སོན་ཨན་གྱི་རིགས་(亚硝酸胺类)དང་ཡི་ཁྲུན་(乙醇)སོགས་རྫས་འགྱུར་གྱི་དངོས་རྫས་ལྷགས་པར་ཐུགས་པ། ཀྲུང་ཧྭ་ཙི་ཀོའི་ཞི་ཁྲུན་(中华支睾吸虫)ཞེས་པའི་འབུ་སྲིན་མཆིན་པའི་ནང་གི་མཁྲིས་ལམ་སྦྲ་མོར་ཞེན་པ་སོགས་ནི་ཕྱི་ལུགས་ཀྱིས་མཆིན་པའི་ནད་རྐྱེན་གཙོ་བོར་བཞག་ཡོད།

དེང་སང་ཡོངས་གྲགས་སུ་འགོས་མཆེད་ལྡན་པའི་མཆིན་ནད་ཁ་པ་དེའང་དུས་ཐོག་ཏུ་ངོ་བོར་བཅོས་སྐྱིད་མ་ཐུབ་ན། དུས་

ཡུན་རིང་པོར་འགོར་རྗེས་མཆིན་ནད་སྡིག་ཅན་ཏེ་མཆིན་འབྲས་སུ་འགྱུར་བ་ཡིན། ནད་གཞི་འདི་ལ་ངོས་འཛིན་ཚུལ་མི་འདྲ་བ་དུ་མ་ཡོད་དེ། ངེས་དོན་གྱི་པཎ་ཆེན་ཁྲི་རུ་ཚེ་རྣམ་མཆོག་གི་ཞལ་ནས་ནད་འདི་ནི་དྭངས་མ་མ་ཞུ་བས་བསྐྱེད་པར་བཞེད་པ་དང་། ཡང་ཁག་ཅིག་གིས་ནད་རྟགས་སོགས་བོད་ལུགས་གསོ་རིག་གི་རྒྱུད་གཞུང་དང་བསྡུར་ན། མཆིན་ནད་བཅོ་བརྒྱད་ལས་ལྷེམ་བུའི་ནད་ཡིན་པར་འདོད་དེ། རྒྱུ་མཚན་ནི། མཆིན་ནད་ལྷེམ་བུ་ཞེས་པའི་གོ་དོན་དང་ངོ་བོ་ལ་གཞིགས་ན་མཉེན་པའི་དོན་ཡིན་ཏེ། སྤྱིར་ཐམལ་མཆིན་པ་ནི་རེག་བྱ་སྲ་མཁྲེགས་སྙོམས་པ་ཞིག་ཡིན། མཆིན་པར་ཚད་སྙིང་ཞེན་རྗེས་ཚ་བས་སུབས་པ་ལས་མཆིན་རྩེ་ཉམས་ནས་མཆིན་པའི་ནུས་པ་ཤོར། མཆིན་པ་དེ་ཉིད་མཉེན་པོ་ལྷེམ་ལྷེམ་གཉེར་མ་ཅན་ཤུག་རིད་པ་ལྟར་ཆགས་པ་སོགས་ལས་མཆིན་ནད་ལྷེམ་བུར་ངོས་འཛིན་བྱས་པ་རེད། ད་དུང་རང་སྐྱེ་གསོ་བྱེད་ཁག་ཅིག་གིས་དེང་སྐབས་གསོ་རིག་གི་བཤད་ཚུལ་དང་བསྟུན་ཏེ་ཕྱི་རོལ་གྱི་གཉེན་སྲིན་པར་པ་ཏ་ཞེས་སྲིན་གྱི་གཟུགས་སྤྲུལ་པ། རྩངས་པའི་མགོ་དབྱིབས་ཁ་ཆེ་སྦྲུལ་ལྟ་བུའི་མཇུག་རིང་རྐ་བླ་ལྟར་ཡན་ལག་མང་། ལྕུང་གཤོག་ལྡན་པ་དེ་དང་ལུས་ནང་གནས་པའི་ཁྲག་སྲིན་ཁང་མེད་དམར་ལ་རླུམ་པ་དེ་གཉིས་བསྡོངས་པ་ལས་གཉན་ནད་སྡིག་པོ་འདི་སློང་བར་འདོད། མདོར་ན་གོང་གི་འདོད་ཚུལ་དེ་དག་

ནི་ནད་ཐོག་ལག་ལེན་དང་རིག་གཞུང་གི་རྒྱབ་རྟེན་ལས་གྲུབ་པ་ཡོད་པས་དོན་གྱི་བཤད་ཚུལ་གང་འོས་ལ་བློ་ལྡན་དག་གིས་དཔྱོད་པར་འཚལ།

གསུམ་པ། སྨུག་པོ་རྒྱ་མར་འཇུག་ཚུལ་བཤད་པ།

སྨུག་པོ་རྒྱ་མའི་གནས་སུ་བབས་པ་ནི། ནད་འགྱུར་གྱི་ངོ་བོར་གྱུར་ཟིན་པའི་ཁྲག་སྐྱིགས་ཏེ་སྨུག་པོའི་རང་གནས་བཞི་ལས་རྒྱ་མར་བབས་པ་ལ་ངོས་འཛིན་བྱེད་དགོས་ཏེ། རྒྱུད་བཞི་ལས། རྒྱ་མར་བབས་པས་མཁྲིས་པའི་ནད་དང་འདྲ། །ཞེས་འབྱུང་བའི་འགྲེལ་འགྱོར་གྱི་སྒོ་ནས་བཤད་ན། རྒྱ་མ་ནི་ཟས་རོ་གསོག་བྱེད་ཀྱི་སྣོད་ཡིན་པ་དང་མེ་ཁམས་སྐྱིང་དང་འབྲེལ་བ། འཁྲིལ་ས་མཚོ་ཡི་དབང་དུ་བྱས་ན་རྒྱ་མ་ནི་མཁྲིས་ཁུ་ཡི་འབབ་གནས་གཙོ་བོ་ཡིན་པས་རྒྱ་མ་མཁྲིས་ཁུའི་མཚོ་ཡིན་ཞེས་བརྗོད། བཤད་པའི་མདོག་སེར་པོར་བསྒྱུར་བ་དང་དྲི་མ་མནམ་པ་ནི་ཟུངས་སུ་གྱུར་ཟིན་པའི་དྭངས་མའི་སྐྱིགས་མ་རྣམས་མཁྲིས་པའི་དྲོད་ཀྱིས་རུལ་ཏེ་བྱུང་བ་ཡིན་ཞིང་། སྔོས་སུ་མཆིན་པ་ནས་འཕེལ་བའི་ངན་ཁྲག་མཁྲིས་ཁུ་དང་འདྲེས་ནས་རྒྱ་མར་སླེབས་རྗེས། ཁྲག་སྐྱིགས་ཀྱི་དྲོད་དང་མཁྲིས་ཁུའི་རྣོ་རྩུབ་ཀྱི་བྱེད་ལས་ཡིས་རྒྱ་མའི་ནང་ངོས་ཀྱི་སྐྱི་ལྤགས་ལ་ཕོག་ཐུག་བྱུང་

སྐྱེ་རྡུལ་སྨྱུག་གི་རང་བཞིན་གྱིས་རྒྱར་རྒྱས་པ་ཡིན། ཡིན་ནའང་ཁ་ཅིག་གིས་དེང་རབས་གསོ་རིག་གི་རྗེས་སུ་འབྲང་སྐྱེ་རྒྱ་རྡོལ་སར་སྨུག་པོར་ངོས་འཛིན་བྱེད་ཀྱི་ཡོད་པ་ལས་རྟགས་དང་བྱུང་ཚུལ་རྒྱུ་ཡི་ཐད་ལ་དོ་སྣང་མི་བྱེད། རང་རེ་བོད་ལུགས་ཀྱི་འབྱུང་བའི་བྱེད་ལས་ཀྱིས་ཐོན་པའི་རྟགས་དེ་དང་ནད་འགྱུར་གྱི་ངོ་བོ་གཙོ་ཡུལ་དུ་བཟུང་སྐྱེ་སྨུག་པོར་ངོས་འཛིན་བྱེད་ཀྱི་ཡོད་པ་ཡིན་ནོ། །ནད་རྟགས་འགར་ཡང་སྨུག་པོ་རྒྱུ་མར་བབས་པའི་རྗེས་སུ་ཁྲག་སྐྱིགས་ཀྱིས་རྒྱུ་མའི་འགག་མཚམས་བཅད་དེ། མཁྲིས་ཁུ་བདེ་ལེགས་དང་རྒྱུ་མ་ཐབ་པར་ལམ་ལོག་ཏུ་ཞུགས་ནས་མིག་སྤྲིན་དང་དྲི་ཆུ་སོགས་སེར་པོར་གྱུར་ཏེ་མཁྲིས་པའི་ནད་རྟགས་དང་འདྲ་མཚུངས་བྱུང་བ་ཡོད།

བཞི་པ། སྨུག་པོ་སོང་གའི་ཡུལ་དུ་འཇུག་ཚུལ་བཤད་པ།

དེ་ཡང་མཆིན་པ་ལས་བྱུང་བའི་ཁྲག་གི་སྐྱིགས་མ་ཐུར་དུ་རྒྱུ་ནས་སོང་གི་གནས་སུ་བབས་པས་ན་སོང་སྨུག་ཅེས་ངོས་འཛིན་བྱེད་ཀྱི་ཡོད། འབྱུང་རྐྱེན་དང་གྱུར་ཚུལ་ཐམས་ཅད་གོང་གི་ནད་ཀྱི་རྒྱུ་རྐྱེན་སྐབས་གསལ་པོར་བསྟན་ཟིན། སོང་ནི་རླུང་སྐྱིགས་ཟས་རོ་གསོག་པའི་སྣོད་ཡིན་པ་དང་། ཞུ་གནས་རླུང་གི་ཡུལ་ཡང་ཡིན། ཁྱད་པར་དུ་ཐུར་སེལ་རླུང་གི་བྱེད་ལས་ཐམས་ཅད་གནས་འདིར

འཇུག་པ་ཡིན་ལ། ཟབ་མོ་ནང་དོན་ལས། ཐུར་སེལ་འོག་གསུམ་འདུས་པའི་ནད། །འོག་རླུང་དྭངས་སྙིགས་འབྱེད་སྡོམ་བྱེད། །དུང་ཅན་ན་གནས་བེ་བའི་ཁམས། །ཡོག་ན་སྨད་ཀྱི་ནད་བྱེད་དོ། །ཅེས་གསུངས། ཡོང་གའི་གནས་སུ་སྨུག་པོ་རྒྱས་པ་ལས་ལྟེ་འོག་སྨད་དུ་ནད་འགྱུར་གྱི་ངོ་བོའི་བྱེད་ལས་ཐོན་བཞིན་ཡོད། དཔེར་ན། བཤང་བ་སྐམ་པོར་གྱུར་ནས་ཐུར་སེལ་རླུང་གི་བྱེད་ལས་འགྲུགས་ཏེ་བཤང་བ་མར་འབབ་མི་ཐུབ་པའི་ནད་རྟགས་སོགས་མང་དུ་མཆིས་སོ། །

ལྔ་པ། ནུབ་ལུགས་གསོ་རིག་གི་འདོད་ཚུལ་བཤད་པ།

ནད་རྒྱུར་འབུ་སྲིན་ཕྲ་མོ་སྟེ་ཟངས་ཚགས་དུང་འཁྱིལ་སྲིན་ནར་ཡིན་པར་མ་གློང་བའི་གོང་དུ་ཕོ་སྨུག་གི་ནད་རྒྱུ་ལ་ཡོངས་གྲགས་སུ་མཁྲིས་ཁུ་དང་ཕོ་སྐྲུར། ཟས་སྤྱོད་དམན་ལྷག་ལོག་པས་སྐྱེད་པ་ཡིན་པར་འདོད་ཅིང༌། ནད་གཞི་བསྐྱེད་སྟངས་དེའི་ཐད་ལ་༢༠༠༥ལོའི་གོང་དུ་ནུབ་ལུགས་གསོ་རིག་དང་ཀྲུང་ལུགས་གསོ་རིག་སོགས་ནད་རྒྱུར་ལ་བལྟ་ཚུལ་མི་མཐུན་པའི་འགལ་ཟླ་ཆེན་པོ་གྲུབ་མོད། འོན་ཀྱང་༢༠༠༥ལོར་ཨོ་ཟེ་ཁྲེ་ལི་ཡའི་གསོ་རིག་ཞིབ་འཇུག་བྱེད་མཁན་ཝོ་ལོན་དང་མ་ཞེ་ཨར་རྣམ་གཉིས་ཀྱིས་འབུ་སྲིན་ལ་རྟོག་

དཔྱོད་བྱེད་པའི་སྐབས་སུ་ཟངས་ཚགས་དུང་འཁྱིལ་སྲིན་ནར་ཞེས་པ་གསར་དུ་རྙེད་པའི་རྗེས་བྱུང་གི་སྲིན་རིགས་ཤིག་པོ་སྨུག་སྐྱེད་བྱེད་ཀྱི་ནད་རྒྱུ་རུ་འདོད་ཀྱང་། ཕོང་གཉིས་ཀྱི་ལྟ་ཚུལ་གསར་པ་སྟེ་དེང་སྐབས་ནུབ་ལུགས་གསོ་རིག་གི་པོ་ནད་བཅོས་ཚུལ་གྱི་ཁ་ཕྱོགས་ཐད་ལ་སྒྱུར་བཅོས་ཆེན་པོ་བྱུང་བ་མ་ཟད། དེང་དུས་ཀྱི་གསོ་རིག་ལས་གཉེར་པ་མང་ཤོས་ཀྱིས་བཅོས་ཐབས་ཚད་ལྡན་ནམ་དམིགས་དཔེར་འཛིན་སར་བཞག་ཡོད།

སྤྱི་ལོ་ཉིས་སྟོང་ལྔའི་སྔོན་དུ་ནུབ་ལུགས་གསོ་རིག་སློབ་མཁན་གྱི་སྟ་རབས་པ་དག་གི་འདོད་ཚུལ་ལ་པོ་བའི་སྨུག་པོ་ཟེར་བའི་ནད་གཞི་འདི་ནི། འཇུ་བྱེད་རང་བཞིན་གྱི་གནས་གང་རུང་སྟེ་པོ་བ་དང་ལོང་ག། ཡང་ན་མིད་པ་སོགས་ཀྱི་གནས་ཡུལ་དུ་རྨ་ངན་རུལ་སྨྱུག་རང་བཞིན་ཅན་གྱི་ནད་ཁོན་ཞིག་ལ་གོ་བ་ལེན་བཞིན་ཡོད་པ་དང་། དེ་ཡང་འཇུ་བྱེད་རང་བཞིན་ཅན་གྱི་སྨུག་པོའི་བབས་ཡུལ་གཙོ་བོ་ནི། གོང་གི་གནས་དེ་དག་དང་ཟངས་ཚགས་ལུ་གུའི་མགོའམ་རྒྱུ་སོར་བཅུ་གཉིས་གང་རུང་གི་གནས་ཡིན། འཇུག་ཚུལ་ནི་གནས་དེ་དག་གི་ལྤིབ་ངོས་ཀྱི་སྐྱི་པགས་ལ་རྨ་བྱུང་ཞིང་དབྱིབས་ནར་མོ་ངེས་མེད་ཅིང་རུལ་བའི་རྣམ་པ་ཅན་ལ་འདོད། པོ་བའི་ནང་དུ་རྨ་ངན་འདི་ལྟ་བུ་ཡོད་པ་ལ་པོ་བའི་སྨུག་པོ་དང་། ཟངས་ཚགས་ཀྱི་གནས་སུ་བྱུང་བས་ན་ཟགས་ཚགས་ཀྱི་སྨུག་པོ་ཞེས་བརྗོད། པོ་སྨུག་གི་རྒྱུ་རྐྱེན་

གཙོ་བོ་ནི་བོད་ལུགས་གསོ་རིག་གི་གླེང་ཚུལ་དང་རྩུང་ཙམ་འདྲ་མཚུངས་སུ་སྣང་སྟེ། དེ་ནི་གཙོ་བོར་སེམས་ལས་ཆེ་བ་དང་ཆང་རག་བཏུང་བ། དུ་བ་འཐེན་པ། རུལ་སྐྱུར་རིགས་ཀྱིས་བསྐྱེད་པ་མང་ཞིང་། རིགས་རྒྱུད་ཕན་ཚུན་བར་ལའང་འབྲེལ་བ་ཡོད་པའི་སྐོར་མང་དུ་བཤད་ཡོད། གཞོགས་འདེགས་འཕྲུལ་ཆས་བེད་སྤྱོད་བཏང་སྟེ་མཐོང་བ་མངོན་གྱུར་སྙོམས་བརྟག་དཔྱད་བྱས་ཚེ། ནད་འགྱུར་གྱི་བརྒྱུད་རིམ་ནི་ཕོ་བའི་སྐྱུར་ཁུ་དང་མཁྲིས་ཁུ་སོགས་ཕོ་བའི་སྐྱི་པགས་ལ་བྱེར་རྒྱས་གང་རུང་གིས་འདྲུལ་བ་དང་གཉན་ཚད་རྒྱས་པ་ལས་བྱུང་བ་གསལ་པོར་མཐོང་ཐུབ། དེ་ལྟར་འབྱུང་བའི་རྒྱུ་མཚན་ནི་ཕོ་སྐྱུར་ལ་རུལ་འདྲུལ་གྱི(腐蚀)ནུས་པ་ཡོད་པ་དང་། ཟས་སྤྱོད་དབང་གིས་ཕོ་སྐྱུར་འཕེལ་དྲགས་ན་སྐྱི་ངོས་སུ་འབྱར་བའི་རྒྱུ་ཤུན་དྲིལ་ཏེ་སྲབ་བུར་ཟད་ནས་ན་ཟུག་ཀྱང་འབྱུང་གི་ཡོད་པ་དང་། དེ་ཕྱིར་ཕོ་སྐྱུར་མེད་ན་ཕོ་བའི་སྨུག་པོ་ནད་ཀྱང་མི་འབྱུང་ཞེས་པའི་བཤད་ཚུལ་ཡང་དར་ཡོད། ༡༩༩༥ ལོར་པར་སྐྲུན་བྱས་པའི་གསོ་རིག་གི་ཁྲིད་གཞི་དཔེ་ཚོགས་ནང་ངེས་པར་དུ་ཕོ་སྐྱུར་ཉུང་དུ་ཟགས་ཐོན་བྱེད་པ་དང་། ཕོ་སྐྱུར་མེད་པའི་མི་ལ་ཕོ་བ་སྨུག་པོའི་ནད་འབྱུང་མི་སྲིད་ཅེས་བྲིས་ཡོད་པ་དང་མཁྲིས་ཁུ་དང་ཕོ་སྐྱུར(胃酸和胆汁)ནི་ཕོ་སྨུག་སྐྱེད་བྱེད་ཀྱི་ཉེར་ལེན་གྱི་རྒྱུ་ཐོག་མ་ཡིན་པར་འདོད་ཡོད། དེ་ཕྱིར་ནད་ཐོག་ལག་ལེན་དང་ཞིབ་འཇུག་ཚོད་ལྟ་བྱས་པ་དེ་ནི། ཕོ་

བའི་སྐྱུར་ཁུ་ཟགས་ཐོན་ཚད་ལས་བརྒལ་བ་དང་། ཕོ་བར་ནད་འགྱུར་གྱི་དབང་གིས་ཕོ་བའི་སྐྱི་ལྤགས་ལ་ནད་གཞི་འགོག་བསྲུང་གི་ནུས་པ་ཉམས་ཏེ་ཇེ་ཞན་དུ་སོང་བ་ལས་ཕོ་སྨུག་དང་། ཟངས་ཚགས་སྨུག་པོའི་ནད་མང་དུ་བསྐྱེད་པའང་བདེན་དཔང་བྱས་ཡོད། གཞན་ཡང་ཕོ་བའི་དོན་སྙོའི་ཤ་གྲིམས་ཀྱི་བརྐྱང་བསྐུམ་ལྡོད་པའི་དབང་གིས་མཁྲིས་ཁུ་འགོག་མ་ཐུབ་པར་ལྡུག་ལོག་བརྒྱབ་སྟེ་ཕོ་བར་ལྡུང་བ། ད་དུང་རིགས་རྒྱུད་ཀྱི་མཆེད་རྐྱེན། ཁོར་ཡུག་དང་སེམས་ཁམས་ཀྱི་འགྱུར་ལྡོག་སོགས་ནི་ཡང་ཕོ་སྨུག་གི་ལྡན་ཅིག་བྱེད་རྐྱེན་དུ་གྱུར། ཕོ་སྐྱུར་ནི་པེ་ཕྲ་ཕུང་ལས་ཟགས་ཐོན་བྱེད་ཅིང་དབང་རྩ་(迷走神经)དང་ཕུང་བྱེད་ཀྱིས་བཀོད་འདོམས་བྱེད་ཀྱི་ཡོད། ཕོ་སྨུག་གི་ནད་གཞི་འབྱུང་རྐྱེན་ཁྲིད་ཕོ་སྐྱུར་ཟགས་ཐོན་དང་ཕོ་སྨུག་འགོས་མཆེད་གཉིས་ལྡེབ་མཐུན་(成正比)གྱི་འབྲེལ་བ་གྲུབ་ཡོད། ཕོ་སྐྱུར་གྱི་ངོ་བོ་ནི་ཚ་ཞིང་དྲོད་ཆེ་ལ་རྣོ་རྩུབ་ཀྱི་རྟུལ་རྫས་ལྡན་པའི་ཟས་སྐོམ་འཇུ་བྱེད་ཀྱི་བསྐུལ་རྫི་ཞིག་ཡིན། རང་ལུགས་ལྟར་ན་ཕོ་སྐྱུར་ནི་མཁྲིས་པ་འཇུ་བྱེད་ལ་ངོས་འཛིན་བྱེད་ཚོག། དཔེར་ན། ཀོ་བོ་དང་གཅན་གཟན་སོགས་ཀྱི་ཕོ་སྐྱུར་ནི་མི་ལས་ལྡབ་འགྱུར་གྱི་ངོ་བོ་སྐྲ་ལ་དྲོད་ཀྱང་ཆེ་བ། ཟས་འཇུ་བྱེད་ཀྱི་ནུས་པ་མཆོག་ཏུ་ཐོན་ཐུབ་པས་སྨན་སྦྱོར་སྐབས་ཀོ་བོ་དང་སྤྱང་ཁུའི་ཕོ་བ་སོགས་སྨན་སྦྱོར་དུ་བསྡེབ་དགོས་པས་དོན་དེ་ཡིན། གོང་དུ་བཤད་པའི་ཕོ་སྐྱུར་མེད་ན་ཕོ་བ་

སྨུག་པོའི་ནད་མི་འབྱུང་ཞེས་པའི་བཤད་ཚུལ་ནི་ཟངས་ཚགས་སྨུག་པོའི་(十二指肠溃疡) སྐྱེད་ཚུལ་དང་ཤིན་ཏུ་མཐུན་ནོ། །ཟངས་ཚགས་སྨུག་པོའི་ཕོ་སྐྱུར་ཟགས་ཐོན་གྱི་ཚུལ་(BAO) ནས(MAO) ལ་སླེབས་པས་མི་ཕལ་པའི་ཕོ་སྐྱུར་ཟགས་ཐོན་ལས་ལྷག་འགྱུར་ལས་མཐོ། ཁ་ཟས་ཁོང་དུ་ཐོས་རྗེས་ཟས་སྙོམ་ཕོ་བར་བརྒྱུད་དེ་རྒྱུ་སོར་བཅུ་གཉིས་ཀྱི་གནས་སུ་སླེབས། དེ་དུས་ཕོ་སྐྱུར་དོན་དངོས་ལ་མི་ཉོད་མཁྲིས་པར་ངོས་འཛིན་བྱེད་ཚོག། འདི་གཉིས་ཟས་རོ་འཕྲད་དེ་རྒྱུ་རྐྱེན་གཞན་གྱི་ཕོག་ཐུག་གམ་ངར་ཡངས་སུ་བཙུག་སྟེ་གཤེར་རྨེན་ལས་ཟགས་ཁུ་མང་དུ་ཟགས་ཐོན་བྱུང་། དེ་དང་བསྟུད་མར་རྒྱུ་སོར་བཅུ་གཉིས་ཀྱི་གནས་སུ་རྒྱུ་ཁྲག་མངར་བའི་གཤེར་ཁུ་ཁྲིང་ཡི་ལྷེ་ཐེ་སོགས་ལ་ཕོ་སྐྱུར་འགོག་སྡོམ་གྱི་ནུས་པ་ལྡན་པས་གཤེར་ཁུ་གང་མང་ཟགས་ཐོན་བྱེད་པ། གལ་ཏེ་རྒྱུ་སོར་བཅུ་གཉིས་ཀྱི་འབྲུར་སྐྱིའི་གསེབ་ནས་ཕོ་སྐྱུར་འཛོམས་པའི་གཤེར་ཁུའི་ཟགས་ཚད་ཇེ་དམའ་རུ་སོང་ཚེ། ལྷེ་པེ་སོའུ་ཕོ་སྐྱུར་ཟགས་ཐོན་གྱི་ཚུལ་ཇེ་མང་དུ་སོང་ནས་ཕོ་བ་དང་རྒྱུ་སོར་བཅུ་གཉིས་ཀྱི་ནང་སྐྱིའི་ངོས་ལ་རྨ་རུལ་ཐོན་ཏེ་སྨུག་པོའི་ནད་རྒྱུ་སྐྱེད་པ་ཡིན།

དྲུག་པ། མཁྲིས་ཁྲུས་ཕོ་སྨུག་དང་རྒྱ་མགོའི་རྨ་རྡུལ་བསྐྱེད་ཚུལ་བཤད་པ།

སྐོད་མཁྲིས་ནི་ལུས་ཀྱི་ཆ་ཤས་ཐམས་ཅད་ཀྱི་དྲོད་ཁམས་འཛིན་མཁན་གྱི་རྟེན་གཙོ་བོ་དང་། སྐོས་སུ་མཁྲིས་ཁྲུའི་གསོག་སྐོད་དང་སྣུམ་རིགས་འཇུ་བྱེད་ཀྱི་གསེར་རྫས་ཀྱང་ཡིན། ནད་འགྱུར་གྱི་སྐབས་སུ་མཁྲིས་པའི་མཚན་ཉིད་ཀྱི་ཟུར་བདུན་ལས་སྣུམ་པ། རྣོ་བ། ཚ་བ་དང་ཟས་སྒྲོད་རྒྱབ་པས་ཕོ་བ་དང་རྒྱ་མའི་ནང་ངོས་ཀྱི་བད་ཀན་པེ་སྨབས་ཀྱི་རང་བཞིན་དེ་དག་དུམ་བུར་བཅད་དེ། རྨའི་རྣམ་པ་ཅན་དུ་རྡུལ་པ་ལ་མཁྲིས་ཁྲུས་ཕོ་སྨུག་བསྐྱེད་པར་ཟེར་ཆོག། གཞོགས་འདེགས་ཀྱི་སློག་པར་དང་འཕྲུལ་ཆས་རིགས་བེད་སྤྱོད་བཏང་ནས་མཁྲིས་ཁྲུས་ཕོ་སྨུག་བསྐྱེད་སྟངས་ལ་བརྟག་དཔྱད་བྱས་ན། གཤམ་གྱི་གནས་ཚུལ་འདི་དག་བྱུང་བ་ཡིན་ནོ། །

༧. ལྡེབས་ཀྱི་ཕྲ་ཕུང་གི་གྲངས་འབོར་(PCM)འཕེལ་བས་ཕོ་བའི་སྐྱུར་ཁུ་ཟགས་ཐོན་བྱེད་པ་དང་ལྡེབས་ཀྱི་ཕྲ་ཕུང་གི་གྲངས་འབོར་ནི་མཉམ་དུ་འཕོ་འགྱུར་བྱེད། (DU) བྱུང་བའི་ནད་པ་(PCM)ཡི་ཚད་ནི་རྒྱུན་ལྡན་མི་ཡི་ལྡབ1 : 52ལ་སླེབས་པའི་ཚད་ཡིན།

༢. ལྡེབས་ཀྱི་ཕྲ་ཕུང་གིས་ཕོག་ཐུག་ཚོར་ཚད་རྐྱེན་པ། (DU) བྱུང་བའི་ནད་པར་ཟས་མ་ཟོས་གོང་དུ་ཕོ་བའི་གཉེར་རྩེ་ལ་ཕོག་ཐུག་བྱུང་རྗེས་ཕོ་བའི་སྐྱུར་ཁུ་ཟགས་ཐོན་བྱེད་ཚད་རྒྱུན་ལྡན་ལས་མཐོ། འདི་ནི་ནད་པའི་ཕོ་བའི་ལྡེབས་ཀྱི་ཕྲ་ཕུང་སྟེང་གི་ཕོ་བའི་གཉེར་རྩེ་སྐྱུལ་འདེད་ཕོག་ཐུག་གིས་ཕོ་བའི་སྐྱུར་ཁུ་ཟགས་ཐོན་བྱེད་པར་བཀག་འགོག་བྱེད་པའི་དངོས་པོ་དཔེར་ན་སྐྱེ་འཕེལ་འགོག་རྩེ་ཞུང་དུ་སོང་བས་བཀག་པ་ཡིན།

༣. ཕོ་བའི་སྐྱུར་ཁུ་ཟགས་ཐོན་བྱེད་པའི་རྒྱུན་ལྡན་གྱི་བརྡ་གཏོང་ཚད་འཛིན་ལུགས་ལ་ཆད་སྐྱོན་བྱུང་བ། རྒྱུན་ལྡན་གྱི་ཕོ་བའི་ཟགས་ཚགས་ཀྱི་ཕྲ་ཕུང་Gཡིས་ཕོ་བའི་སྐྱུར་སྐྱུལ་འདེད་རྩེ་ཟགས་ཐོན་བྱེད་པར་ཕོ་བ་རང་གི་གཉེར་ཁུPHཡིས་བརྡ་བཏང་ནས་ཚོད་འཛིན་བྱེད་ཀྱི་ཡོད་པ་སྟེ། ཟགས་ཚགས་ཀྱིPHལས་ཞུང་དུས་ཕྲ་ཕུང་ཡིས་ཕོ་བའི་གཉེར་ཁུ་སྐྱུལ་འདེད་རྩེ་ཟགས་ཐོན་བྱེད་པར་ཚོད་འཛིན་བྱེད་ཀྱི་ཡོད། སྨུག་མ་ཐག་པའི་ཟས་རྒྱུ་མགོར་སླེབས་རྗེས་ཕོ་བའི་སྐྱུར་དང་མཉམ་དུ་རྒྱུ་མགོ་དང་རྒྱུ་ནག་གི་འབྱར་སྐྱིར་ཕོག་ཐུག་བཏང་ནས་གཉེར་མའི་ཟགས་རྩེ་དང་སྡོད་མཁྲིས་སྤུད་རྩེ། རྒྱུ་མའི་ཕོ་འགོག་རྩེGLPཁྲག་རྩའི་གསོན་གཉིས་རྒྱུ་མའི་ཐའི་VLPསོགས་གཏོང་དུ་བཅུག་པ་དང་། སྐྱུལ་རྩེ་འདི་དག་ལ་ཕོ་བའི་སྐྱུར་ཟགས་ཐོན་བྱེད་པ་བཀག་འགོག་གི་ནུས་པ་ཡོད། དེ་བས་ཕོ་བའི་སྐྱུར

ཟགས་ཐོན་བྱེད་པ་དང་ལུས་ནས་སྙོམས་སྒྲིག་བྱེད་པའི་ནུས་པ་ཡོད། DUནད་པ་འགའ་རེའི་བརྡ་གཏོང་ཚོད་འཛིན་ལུགས་འདི་ལ་ཆད་སྐྱོན་ཡོད།

༤. དཔྱང་ཐག་དབང་རྩའི་སྒྲིམ་ཚད་མཐོ་བ། དཔྱང་ཐག་དབང་རྩའི་ཡའི་ཞན་ཏན་ཅན་གཏོང་བ་དང་། འདིས་ཐད་ཀར་ལྷེབས་ཀྱི་ཕྲ་ཕུང་ལ་ཕོག་ཐུག་བཏང་ནས་ཚ་སྐྱུར་ཟགས་ཐོན་བྱེད་པ་དང་། ཕྲ་ཕུང་Gལ་ཕོག་ཐུག་བཏང་ནས་ཕོ་བའི་སྐྱུར་སྐྱུལ་འདེད་རྩི་ཟགས་ཐོན་བྱེད་ནུས།

༥. རྫས་འགྱུར་སྐོར་གྱི་བཤད་ཚུལ་ནི། རྫས་འགྱུར་གྱི་སྨན་སྣ་དག་རྒྱུན་དུ་བསྟེན་དྲགས་པ་དང་། དེ་དག་གི་ནུས་པ་ཐད་ཀར་ཕོ་བ་དང་རྒྱུ་མགོའི་འབྲུར་སྐྱིར་རྨས་སྐྱོན་ཡོད་པ་དང་། དེ་དག་ཁྲིད་དུnsaldརིགས་ནི་ཧ་ཅང་ཐལ་ཆེ། འདིས་ཐད་ཀར་རྨས་སྐྱོན་བཟོ་བར་མ་ཟད། མདུན་ཆགས་གཤེར་རྨེན་རྩི་བཟོ་བར་ཚོད་འཛིན་བྱས་ནས་འབྲུར་སྐྱིའི་བསྲུང་སྐྱོབ་ནུས་པའང་ཇེ་ཞན་དུ་སོང་བ། ཕོ་བ་དང་རྒྱུ་མགོའི་འགྲུལ་སྐྱོད་རྒྱུན་ལྡན་ཡིན། (DU)ལས་བྱུང་བའི་ནད་པ་འགའི་ཕོ་བའི་འཕོ་ཚད་དང་ཁྱད་པར་དུ་གཤེར་ཁུ་འཕོ་ཚད་རྒྱུན་ལྡན་ལས་མྱུར་བས་རྒྱུ་མགོའི་སྐྱུར་ཚད་ལས་བརྒལ་ཏེ་འབྲུར་སྐྱིར་རྨས་སྐྱོན་འབྱུང་། (GU)བྱུང་བའི་ནད་པ་འགའ་རེས་ཕོ་བའི་འགྲུལ་ཚད་ཉུང་བས་འཕོ་ཚད་དལ་བ་དང་། རྒྱུ་མགོའི་རྫས་རྣམས་

ཕྱིར་ཕོ་བར་རྗོག་རྒྱུ་བྱེད་ལ་འདིའི་རྗོག་རྒྱུའི་དངོས་པོའི་ཁྲོད་དུ་མཁྲིས་ཚ་དང་གཤེར་མའི་གཤེར་ཁུ། ཁྲག་འཇུའི་ལེན་གྱི་ཞན་ཏན་ཇན་སོགས་ཡོད་པས་ཕོ་བའི་འགྱུར་སྐྱིར་རྣམས་སྐྱོན་བྱེད། ཟས་སྐོམ་ཡུན་བསྲིང་བྱེད་ཀྱི་སེའུ་སྲུའི་རིགས་དང་འོ་མའི་རིགས་ལ་མཁྲིས་ཁུ་མྱུར་དུ་ཟགས་ཐོན་བྱེད་པའི་ནུས་པ་ཡོད་ཕྱིར། སྨུག་པོའི་རྨ་སོས་སྐབས་བརྟེན་ན་མི་ཕན། དེ་བཞིན་དུ་བྱེར་སླ་བའི་མཁྲིས་ཁུ(可溶性胆汁)དེ་ཉིད་ལུ་མེད་ཞག་ལྡན་གྱི་ཕོར་ཡུག་ནང་(非离子化亲脂状态下)ཕྲ་ཕུང་གི་ཕྱིའི་འགྱུར་སྐྱི་བརྗོལ་ཏེ་ནང་དུ་རང་བཞིན་གྱིས་སླེབས་ཐུབ་པ་དང་། ཕྲ་ཕུང་འགྱུར་སྐྱིའི་ནང་ལ་མང་དུ་བསགས་པའི་རྐྱེན་གྱིས་ངོ་བོ་གར་པོར་ཆགས་ཏེ་རྒྱུན་ལྡན་མཁྲིས་ཁུ་ལས་ལྷབ་བརྒྱད་ཀྱིས་ངོ་བོ་ཇེ་གར་དུ་གྱུར། དེ་འདྲའི་མཁྲིས་ཁུ་དེ་ལ་ཡང་ཕྲ་ཕུང་གི་སྐྱི་ཐྲམ་དང་འགྱུར་སྐྱི་ནང་ངོས་ཕུག་རྗོལ་གྱི་ནུས་པ་ལྡན། མཁྲིས་ཁུས་ཕོ་བ་སྨུག་པོའི་ནད་སྐྱེད་པའི་ནད་གཞི་གཙོ་བོ་ནི། ནད་འགྱུར་རང་བཞིན་ཅན་གྱི་མཁྲིས་ཁུ་ལྷག་ལོག་བརྒྱབ་པ་དེ་ལ་ངོས་འཛིན་བྱེད་ཀྱི་ཡོད། ནད་གཞིའི་རྩ་བ་ནི་མཆིན་ཡུལ་ལས་ཟགས་ཐོན་བྱུང་བའི་མཁྲིས་ཁུ་རྒྱུ་སོར་བཅུ་གཉིས་ཀྱི་མཚམས་སུ་སླེབས་རྗེས། ནད་ཀྱི་དབང་གིས་བཙན་ཐབས་ཀྱིས་ཕོ་བའི་གནས་ནས་གྱེན་དུ་ལྷག་ལོག་བརྒྱབ་སྟེ་ཕྱར་ཕོ་བར་གཉན་ཚད་རྒྱས་པའི་ནད་གཞི་སྙིང་པའི་སྟེང་ལ་བླ་གཉན་གྱི་ཚུལ་དུ་ཞུགས་པ་ལ་གོ་དགོས།

༤. ཞར་བྱུང་རིགས་བརྒྱུད་ཀྱི་མཆེད་རྐྱེན་(遗传因素)

བཤད་པ། སྨུག་པོ་སོགས་ནད་གཞི་གང་དང་གང་ལ་མཚོན་ན། ནད་འགྱུར་གྱི་རྣམ་པའི་རྒྱུད་རིམ་ཐད་ཁྱིམ་རྒྱུད་ཀྱི་མཆེད་རྐྱེན་ནི་གཙོ་ཆེ་ཤོས་ཤིག་ཡིན། དེ་ནི་ཡོངས་གྲགས་སུ་ཞལ་གཅིག་མཚུངས་སུ་གནས་པའི་བདེན་དོན་ཞིག་ཏུ་ངེས། ཕོ་སྨུག་ལ་མཚོན་ན། རིགས་བརྒྱུད་ཀྱི་མཆེད་རྐྱེན་ལས་ནད་གཞི་བྱུང་ཚད་ནི75% ལ་ཟིན་ཡོད། སྤྱིར་རིགས་བརྒྱུད་ཀྱི་མཆེད་རྐྱེན་ནི་དེང་རབས་ཀྱི་བཤད་སྟངས་བྱས་ན། མིའི་ལུས་ཁམས་ཀྱི་རྡེ་ཡུན་(基因)ཟེར་བའི་གྲུབ་སྟངས་དང་དེའི་བྱེད་ལས་ལ་བརྟེན་ནས་འབྱུང་གི་ཡོད་དེ། དེ་ནི་སྲོག་ཆགས་དང་མི་རྣམས་ཀྱི་ལུང་གྲུབ་གྱི་རྫས་རྒྱུན་ཕྲ་མོ་སྟེ་རང་འདྲར་གྱུར་པའི་རྫས་རྒྱུན་ཕྱི་མའི་སྟེང་སྤེལ་བར་བྱེད་ཐུབ་པ་ཞིག་ལ་བཤད་དུ་ཡོད་མོད། ཕོ་སྨུག་སྐབས་ནད་ཀྱི་མཆེད་རྐྱེན་གྱི་གོ་བ་ལེན་སྟངས་ཀྱང་དེ་ལྟར་རོ། །ད་ལྟ་དངོས་སུ་བདེན་དཔང་བྱེད་ཐུབ་པ་ནི། ཕོ་བ་སྨུག་པོ་དང་ཟངས་ཚགས་སྨུག་པོའི་ནད་གཞི་འདི་གཉིས་ལ་ཕན་ཚུན་ཐ་དད་ངང་ཆེག་བརྒྱུད་ཀྱི་མཆེད་རྐྱེན་ལྡན་ཟེར་ཞིང་། དཔེར་ན། ཟངས་ཚགས་སྨུག་པོའི་ནད་གཞི་ཡོད་པའི་ཁྱིམ་རྒྱུད་ཅིག་ལ་མཚོན་ན། ནད་གཞི་ཕོག་མཁན་དེའི་ཉེ་དུ་རྣམས་ཀྱང་རྒྱུན་ལྡན་མི་ལས་ལྡབ་འགྱུར་གྱིས་མང་ངོ་། །ཕོ་སྨུག་ན་མཁན་གྱི་མི་རྒྱུད་ནི་མི་ཚོགས་ཕལ་པ་རྣམས་དང་བསྡུར་ན་ལྡབ་གསུམ་གྱིས་མཐོའོ། །

བདུན་པ། གསར་དུ་རྙེད་ཟིན་པའི་ནད་རྒྱུ་སྲིན་ཕྲའི་ཁྱད་ཆོས་བཤད་པ།

༢༠༠༥ལོའི་ཟླ་༩པའི་ཚེས་༩ ~ ༡༤ཉིན་བར། ཛ་ན་ཏའི་མེན་ཐེ་ལི་ཨར་（加拿大蒙特利尔市）ཞེས་པའི་གྲོང་ཁྱེར་དུ་འཚོགས་པའི་འཛམ་གླིང་པོ་རྒྱུའི་ནད་ཀྱི་ཚོགས་ཆེན་སྐབས་ཨོ་ཟེ་ཁྲི་ལི་ཡའི་（澳大利亚）འབུ་སྲིན་ཕྲ་མོའི་རིགས་ལ་བརྟག་དཔྱད་བྱེད་མཁན་མ་ཞེ་ཨར་（马歇尔）དང་ཝོ་ལོན་（沃伦）རྣམ་གཉིས་ཀྱིས་ཐེངས་དང་པོར་མི་རྣམས་ལ་ཕོ་བ་དང་ཟངས་ཚགས་སྨུག་པོའི་ནད་གཞི་སྐྱེད་བྱེད་ཀྱི་རྒྱུ་ནི་གསར་དུ་རྙེད་པའི་ནད་འབུ་སྟེ་ཟངས་ཚགས་དུང་འཁྱིལ་སྲིན་ནར་ཞེས་པ་ཡིན་པར་སྒྲོགས་ཤིང་། ནད་འབུ་དེའི་གནས་སྟངས་དང་དབྱིབས་རིས་སོགས་དངོས་སུ་སྟོན་འཕྲིན་བརྒྱུད་དེ་མངོན་སུམ་དུ་ཁྱབ་སྒྲགས་བྱས་སོང་། མ་ཞེ་ཨར་གྱིས་ནད་གཞིའི་ངོ་སྤྲོད་བྱེད་ཚུལ་ནི། གསོ་བྱ་ཉིད་ལ་ཕོ་སྨུག་གི་ནད་གཞི་མངོན་སུམ་དུ་ལྡང་བར་བྱེད་པའི་ཚེ་ན། སྲིན་ཕྲ་འདི་ཉིད་ནད་པའི་མཆིལ་མ་དང་སོ་བར་དུ་དངོས་སུ་མང་པོར་མཐོང་ཐུབ་པ་དང་། ནད་འབུ་འདི་ལ་སྨྱུ་མ་མཁན་གྱིས་འཕྲུལ་སྟོན་པ་ནང་བཞིན་རང་གི་གཟུགས་དབྱིབས་ལ་རང་གིས་བསྒྱུར་འཕྲུལ་བྱས་ཏེ་དབྱིབས་ནར་མོ་དང་ཟླུམ་

འཁྲིལ་སོགས་འགྱུར་ལྡོག་ཅི་རིགས་བྱེད་ཐུབ་པར་འགྱུར་ཟེར། དཔེར་ན་ལུས་ཀྱི་ཕྱི་རོལ་ཏེ་འབྱུང་བའི་ངོགས་སུ་གནས་ཚེ་དུང་གི་དབྱིབས་ཅན་དང་། ནང་ཤ་ལྷགས་ཀྱི་ཕྱིའི་ངོས་སུ་དམ་དུ་འབྱར་ཚེ་ཐུར་མའི་དབྱིབས་ལྟར་ནར་ནར་དུ་གནས་ཐུབ་པ་དེའི་ཁྱད་ཆོས་བརྗོད། གནོད་བྱར་འཇུག་ཚུལ་ནི་ཟས་དང་མཆིལ་མར་འགྲོགས་ནས་ཁའི་སྦུབས་དང་མིད་པ་བརྒྱུད་དེ། "S" དབྱིབས་ལྟར་ཕོ་བ་དང་ཟངས་ཚགས་སུ་མི་མངོན་པར་གབ་པའི་ཚུལ་དུ་འཇུག་པ་ཡིན། སྲིན་ཕྲ་འདི་ཉིད་ཕོ་བ་སྨུག་པོའི་ནད་གཅིག་པུར་མ་ཡིན་པར་ཕོ་ཚད་ཀྱི་ནད་དང་ཟངས་ཚགས་ཀྱི་ནད། དེ་བཞིན་དུ་ཕོ་འབྲས་སོགས་ཀྱི་རྒྱུ་རུ་འགྱུར་ཞེས་གསལ་བཤད་བྱས་སོ། །ཡིན་ནའང་གསོ་བྱེད་མཁས་པ་ཁག་ཅིག་གིས་དེ་ལྟར་མི་འདོད་དེ། རྒྱུ་མཚན་ནི་མ་ཞེ་ཨར་གྱི་ལྟ་ཚུལ་གསར་པ་སྟེ། དེ་ནི་ཚོད་བལྟ་ཁང་དུ་འབུ་སྲིན་སྐྱེད་བསྲིངས་བྱས་པའི་ཉམས་མྱོང་ཡིན་པ་ལས། དངོས་སུ་སྨན་བཅོས་ལག་ལེན་དང་ལུས་ཟུངས་གསོ་བཅོས་ཐད་ལ་ཕན་འབྲས་ཆེན་པོ་བྱུང་བ་དཀོན། སྐྱེད་བསྲིངས་བྱས་པའི་སྲིན་ཕྲ་དེ་ཉིད་ཕོ་བ་སྨུག་པོའི་ནད་རྒྱུ་ཡིན་པར་གཏན་ཁེལ་བྱས་ཚོ། སྲོལ་རྒྱུན་འཛིན་མཁན་གྱི་སྨན་རིགས་ལས་གཉེར་པ་དག་གིས་ཁོང་གཉིས་ཀྱི་བཤད་སྟངས་ལ་ཐེ་ཚོམ་གྱི་དོགས་པ་དུ་མར་བསྐྱེད་ཡོད། གཤམ་དུ་འབུ་སྲིན་དེ་ཉིད་ནད་རྒྱུ་ཡིན་པར་སེམས་ཉེ་ཟ་བའི་དོགས་གཞི་འགའ་བཀོད་ཡོད་པ་སྟེ།

༡. སྲིན་ཕྲ་ནད་རྒྱུ་རུ་གྱུར་ཏེ་ནད་གཞི་དངོས་སུ་ལྡང་བའི་སྐབས་སུ་འབུ་སྲིན་འདི་ཉིད་ནད་པའི་སོ་བར་དང་། མཆིལ་མ། ལྕེ་སྟེང་དུ་མཐོང་ཐུབ་པ་དང་། རྣམ་པར་མ་གྱུར་པའི་སྐབས་གནས་གང་དུ་ཚུལ་ཇི་ལྟར་གནས་ཡོད་པ་གསལ་པོར་བསྟན་མ་སོང་།

༢. སྲིན་ཕྲ་འདི་ཉིད་ཆར་བ་བབས་པའི་རྗེས་སུ་ལམ་འགྲམ་གྱི་ཆུ་དོང་སོགས་མི་གཙང་བའི་གནས་ཡུལ་དུ་མཐོང་རྒྱུ་ཡོད་པ་དེ་ནི་གནས་གང་ནས་ཡོང་བར་ཡང་གསལ་པོར་བརྗོད་མེད།

༣. སྲིན་ཕྲ་འདི་མིའི་ལྷན་སྐྱེས་ཀྱི་སྲིན་རིགས་ཡིན་ནམ་མིན། ངོ་བོ་ནི་ཕོ་བའི་བད་སྲིན་གྱི་ཁོངས་གཏོགས་ཡིན་ནམ་ཞེས་རྒྱུ་མཚན་དུ་མ་བཏོན་ཡོད།

སྤྱིར་སུ་སྲིན་ཕྲ་འདི་ཉིད་ནད་རྒྱུ་ཡིན་མིན་མ་གླེང་གོང་དུ་སྨུག་པོའི་ནད་གཞི་ན་མཁན་གང་མང་ཞིག་དྲག་སྐྱེད་བྱུང་ཡོད་པ་ནི་མཐོང་ཆོས་མངོན་གྱུར་དུ་སྣང་མོད། ཀྱང་ལུགས་གསོ་རིག་གིས་ཀྱང་སྨུག་པོ་ནད་རྒྱུ་སྔར་བཞིན་མིའི་འབྱུང་ཁམས་དང་ཟས་སྤྱོད་བསྟེན་ཚུལ་ལོག་པ་ལས་བྱུང་བ་ཡིན་པར་སྨྲས་བཞིན་ཡོད་ལ། ལུས་དང་དབང་པོ་སེམས་གསུམ་ལ་ཕན་པའི་སྤྱོད་ལམ་བསྟེན་ཅིང་གནོད་པ་སྤང་བ་ནི། ཕོ་སྨུག་དང་ཟངས་ཚགས་སྨུག་པོའི་ནད་གཞི་མི་འབྱུང་བའི་སྔུང་ཐབས་ཁོ་ན་ཡིན་ཞེས་བཤད། སྲིན་ཕྲའི་རིགས་འདི་ཉིད་ནད་རྒྱུ་རུ་མི་འདོད་པའི་རྒྱུ་མཚན་མང་དུ་འདྲེན་རྒྱུ་ཡོད།

བརྒྱད་པ། རང་ལུགས་འཛོག་ཚུལ།

བོད་ལུགས་གསོ་རིག་གིས་ངོས་འཛིན་བྱས་པའི་ཕོ་བ་སྨུག་པོའི་ནད་གཞི་ནི། འབྱུང་བཞིའི་རིག་པ་རྒྱང་གཞི་བྱས་པའི་སྙིང་གཙོ་ཆེར་རླུང་མཁྲིས་བད་ཀན་དང་ཁྲག་སྐྱིགས་རྣམས་ཀྱིས་ནད་འགྱུར་གྱི་ངོ་བོ་དེ་ཕོ་མཆིན་རྒྱུ་ལོང་སོགས་འཇུ་བྱེད་ཀྱི་གནས་གཞི་ཁག་ལ་འབྱུང་རྒྱུ་མང་བའི་ནད་རིགས་ཤིག་ཡིན་པར་བསྟན་ཡོད། ནད་གཞི་འདི་ཉིད་ཀྱི་འབྱུང་རྐྱེན་དང་གྱུར་ཚུལ་སོགས་ཕྱོགས་ཡོངས་ལ་བསམ་ནས་བརྡར་ཤ་ཅུང་མ་བཅད་ན། དེ་ནི་ཁོང་ནད་ཐམས་ཅད་དང་འབྲེལ་བ་ཡོད་ཅིང་ཁོང་ནད་དེ་དག་གི་རྒྱུ་རུ་འགྱུར་སྲིད་པས་རྟོག་འཛིང་ཤིན་ཏུ་ཆེ། ཕྱི་ཡུལ་གྱི་དོན་དངོས་གཙུགས་སུ་འཛིན་མཁན་གྱི་ནུབ་ལུགས་གསོ་རིག་གི་ལྟ་ཚུལ་དང་བསྡུར་བཤིབ་བྱས་ན། ཁོ་ཚོས་ནད་རྒྱུ་ནི་མཁྲིས་ཁུ། ཕོ་སྐྱུར་དང་གཉན་སྲིན་(རྩོད་གླེང་ཡོད།)ཡིན་པར་གཏན་ཁེལ་བྱས་ཡོད་པ་མ་ཟད། ཕོ་བ་སྨུག་པོའི་ནད་གཞི་ལ་འགོས་མཆེད་ཀྱི་ནུས་པ་ཡོད་པར་བསྟན་འདུག། རྒྱུ་མཚན་འདི་དག་ལ་གཞིགས་ནས་ཁོ་བོའི་བསམ་ཚུལ་ལྟར་ན། ནད་གཞི་འདི་ཉིད་ཀྱི་དངོས་རྒྱུ་སྲིན་ཕྲ་སྐྱེ་ཟངས་ཚགས་དུང་འཁྱིལ་སྲིན་ནར་གྱིས་སླང་བ་ཡིན་པར་བརྗོད་ན་ཅུང་མི་མཐུན་ཏེ། ཅི་ཕྱིར་

ཞེ་ན། ནད་རྒྱུ་རུ་འདོད་པའི་སྲིན་ཕྲ་འདི་ཉིད་སྤྱིར་མིའི་ལུས་འདོམ་གང་གྲུ་བཞིའི་སྟེང་ན་སྲིན་བུའི་གྲོང་ཁྱེར་ཉིས་ཁྲི་ཆིག་སྟོང་སོགས་གནས་ཡོད་པར་གསུངས་ཡོད་དེ། དེ་དག་ནི་མིའི་ལུས་ཕུང་གྲུབ་བྱེད་ཀྱི་རྒྱུ་གཙོ་བོ་ཡིན་པ་དང་། རྣམ་པར་མ་གྱུར་པའི་ཚེ་ལུས་སྲོག་འཚོ་བའི་རྒྱུ་རུ་འགྱུར་བ་དང་། རྣམ་པར་གྱུར་པའི་ཚེ་ལུས་ཕུང་འཇིག་བྱེད་ཀྱི་རྒྱུ་རུ་འགྲོ་བ་ཡིན། སྤྱིར་སྣང་སྲིན་བུའི་གྲངས་ཀ་དེ་ལྟར་བསྟན་ཡོད། འོན་ཀྱང་བྱེད་ལས་དང་རྟེན་འབྲེལ་སོགས་ཀྱི་དབང་གིས་སྲིན་བུའི་གྲངས་ཀ་ལའང་བཤད་ཚུལ་མི་འདྲ་བ་གང་ཟེ་སྣེད་ཅིག་མཆིས། དེ་དག་མཐར་ཐུག་ཏུ་སྲིན་བུ་བརྒྱད་ཅུ་དང་ཡང་ན་སྲིན་རིགས་བཞི་རུ་འདུ་ཚུལ་ཡང་ལུས་ཁམས་ཉེ་མའི་གཉེན་པོ་རུ་གསུངས་ཡོད། སྲིན་རིགས་འདི་དག་ནི་དུས་རྒྱུན་དུ་ལུས་ཕུང་འཚོ་བྱེད་ཀྱི་གྲོགས་སུ་གྱུར་པའི་ལྷན་སྐྱེས་ཀྱི་སྲིན་རིགས་ཡིན། འོན་ཀྱང་ཕྱི་ལུགས་པས་པོ་སྨུག་སྐྱིད་བྱེད་ཀྱི་རྒྱུ་རུ་གྱུར་པའི་ཟངས་ཚགས་དུང་འཁྱིལ་སྲིན་ནར་ནི། རྗེས་བྱུང་གི་སྲིན་རིགས་ཡིན་པ་ལས་ཕྱི་རོལ་གང་ནས་བྱུང་བར་སོག་སོག་པོར་སྨྲས་ནས་གཏན་ཁེལ་གསལ་པོར་བྱས་མེད། འབྲེལ་གཞི་ཡིག་ཆ་ཁག་ནས་ད་དུང་ཡང་མཐོང་མ་སོང་། འོན་ཀྱང་མིའི་ལུས་སྟེང་དུ་འགོས་མཆེད་མ་གྱུར་པའི་གོང་དུ་ཆུ་གླུང་སོགས་ཕྱི་རོལ་གྱི་ཁོར་ཡུག་ཏུ་ལོ་དུ་མའི་རིང་ལ་གནས་ཐུབ་པ་མ་ཟད། ཕྲ་མཐོང་མེ་ཤེལ་གྱིས་བལྟས་ཚེ་གཟུགས་དབྱིབས་ཀྱང་དུང་

འཁྱིལ་བ་དང་ཡང་ན་ཐུར་མ་གཞིབ་པ་དང་འདྲ་ལ། སྲིན་རིགས་འདི་ཉིད་འགོས་མཆེད་དུ་གྱུར་ཚེ་ཕོ་སྨུག་གསར་བ་སློང་དུ་ཡོད་པ་མ་ཟད། རྒྱུ་མ་དང་། ཕོང་ག། ཕོ་བ། མིད་པ་སོགས་སྨུག་པོའི་རིགས་ཀྱི་ནད་གཞི་སྤྱིའི86% སྲིན་བུ་འདི་ལ་བརྟེན་ནས་འབྱུང་གི་ཡོད་ཅེས་སྒྲོགས། བཤད་ཚུལ་འདི་ནི་བྱེ་རིང་དང་གཉན་ནད་སྐབས་སུ་གསུངས་སྲིན་བུ་སྤྱི་མིང་དུ་འཇུག་པའི་པར་པ་ཏ་ནི་སྲིན་རིགས་འདི་དང་ཅུང་ཙམ་འདྲ་ཞིང་། གལ་ཏེ་སྲིན་བུ་པར་པ་ཏ་སྨུག་པོའི་ནད་རྒྱུ་ཡིན་ན། བོད་ལུགས་ཀྱི་ནད་རྒྱུ་ཁྲག་སྙིགས་དང་སྨན་བཅོས་བྱེད་སྐབས་རང་ལུགས་དང་འགལ་ཟླ་ཐིགས་མེད་དུ་གྲུབ་སྲིད། དེ་ཕྱིར་འབུ་སྲིན་འདི་ནད་རྒྱུ་དངོས་མིན་ཞིང་ཕོ་སྨུག་སྐྱེད་བྱེད་ཀྱི་རྐྱེན་ཏུ་བཞག་ན་མི་ཆོག་རྒྱུ་མེད། རྒྱུ་མཚན་ནི་བོད་ལུགས་གསོ་རིག་གིས་ནད་རྒྱུར་འབྱུང་བཞི་གཙོ་བོར་འཛིན་པ་དང་། ཐོག་མཐའ་བར་གསུམ་དུ་སྲིན་རིགས་གཙོ་བོར་མི་སྨྲ་ཞིང་རླུང་མཁྲིས་བད་ཀན་གྱི་བྱེད་ལས་དམིགས་ཀྱི་གསལ་ནས་བསྟན་བཞིན་ཡོད། ཟངས་ཚགས་དུང་འཁྱིལ་སྲིན་ནར་ཞེས་པ་ནི་བད་སྲིན་གྱི་ཁོངས་སུ་གཏོགས་ཤིང་། ཁྲག་སྙིགས་ཕོ་བར་བབས་པ་ལས་གནས་དེའི་ཕོ་བའི་བད་སྲིན་འཁྲུགས་ནས་ཕྱི་ཏུ་མངོན་པར་བྱེད་པ་རེད་ཅེས་བརྗོད་ན་འོས་བསམ། ཕྱི་ལུགས་ཀྱི་ཚོད་བལྟ་བྱེད་ཡུལ་ནི་ནད་འགྱུར་གྱི་གནས་ཏུ་སྙེགས་ནས་གནས་དེ་གར་སྡར་གནས་ཡོད་པའི་

སྲིན་ཕྲ་རེ་བཙལ་ནས་ནད་རྒྱུར་བཞག་པ་ཡིན་པ་དང་། རང་རེ་བོད་ལུགས་གསོ་རིག་གིས་སྲིན་འབུ་བརྒྱད་ཁྲི་བཞི་སྟོང་སོགས་ཀྱི་བྱེད་ལས་དང་གྲུབ་ཚུལ། ཡང་ན་དེ་དག་རླུང་མཁྲིས་བད་ཀན་སོགས་གང་གི་ཁོངས་སུ་གཏོགས་པ་སོགས་རྒྱུ་མཚན་ཡོད་པའི་སྒོ་ནས་འགྲེལ་བཤད་གསལ་པོར་རྒྱག་ཐུབ་པ་མ་ཟད། དེ་དག་གིས་བསྐྱེད་པའི་ནད་གཞི་ལ་སྨན་བཅོས་ལག་ལེན་གྱི་སྐབས་སུའང་སྲིན་ཕྲའི་ངོ་བོ་དང་བསྟུན་ཏེ་གཉེན་པོ་སྨན་གྱི་བསྟེན་ཚུལ་ཡང་གསལ་པོར་གསུངས་ཡོད། ཟངས་ཚགས་དུང་འཁྱིལ་སྲིན་ནར་ཞེས་པའི་སྲིན་རིགས་འདི་ཉིད་ནི་ཕྱིར་རོལ་ནས་བྱུང་བ་མ་ཡིན་ཞིང་ནད་པའི་རང་སྟེང་ན་གནས་ཡོད། ཁྲག་སྐྱིགས་ཕོ་བ་དང་རྒྱུ་མ་ཡང་ན་ལོང་ག་མེད་པར་བྱེད་པ་ལས་སྲིན་ཕྲའི་གནས་ཡུལ་ལམ་ཁོར་ཡུག་ལ་རྐྱེན་གཞན་གྱིས་ཕོག་ཐུག་བྱུང་བས་ནད་རྐྱེན་དུ་གྱུར་པ་ཞ་སྟག་ཡིན་པར་འདོད།

ལེའུ་ལྔ་པ། སྨུག་པོའི་ནད་ཀྱི་དབྱེ་བ་བསྟན་པ།

དང་པོ། འབབ་ས་གནས་ཀྱི་སྒོ་ནས་དབྱེ་བ་བཤད་པ།

༡. སྨུག་པོའི་རང་གནས་བཤད་པ།

རང་གནས་ལ་ཕོ་མཆིན་རྒྱུ་ལོང་བཞི་དང་། དོན་སྣོད་ལ་སོགས་རྣམ་པ་བཅུ་གསུམ་མོ། །ལེགས་བཤད་གསེར་རྒྱན་ལས། ཕོ་བར་བད་ཀན་མཆིན་པར་ཁྲག་རྒྱུ་མར་མཁྲིས་པ་ལོང་དུ་རླུང་གནས་པའོ། །ཞེས་གསུངས། རང་གནས་ཀྱི་རྒྱུ་དེ་ལ་རང་གི་རྒྱུ་དང་མཐུན་པའི་ཟས་སྤྱོད་སོགས་རྐྱེན་དང་འཕྲད་པ་ན། རྒྱུ་ཚོགས་པ་ལས་འབྲས་བུ་སྐྱེས་པ་ལྟར། རང་གི་གནས་སུ་རྣམ་པར་གྱུར་ནས་གནས་གཞན་དུ་མ་བྱེར་བས་ན་སྨུག་པོའི་རང་གནས་ཞེས་བྱ་བ་དང་། ཟླ་ཟེར་ལས། རང་གནས་ནི་གཙོ་བོ་སྟེ་གཞན་གྱི་དབང་དུ་མ་གྱུར་པ་ཞེས་བྱ་བའི་དོན་གཅིག་གོ །ཞེས་གསུངས་པ་ལྟར་རོ། །

༢. སྨུག་པོའི་གཞན་གནས་བཤད་པ།

གཞན་གནས་ནི་གོང་གི་རང་གནས་དེ་ལས་གནས་གཞན་དུ་འཕེར་བས་ན་སྨུག་པོའི་གཞན་གནས་ཞེས་བྱ་སྟེ། འདི་ཡང་ཞིབ་ཏུ་བརྗོད་ན། གནས་གཞན་འཕེར་བ་ལ་ཕྱིར་འཕེར་བ་དང་ནང་དུ་འཕེར་བ་རྣམ་པ་གཉིས། ཕྱི་རུ་འཕེར་བ་དག་ལ་ཤ་རུ་རྒྱས་པ། ལྤགས་ལ་གྲམས་པ། རྩ་རུ་འཕེར་བ། ཚིགས་ལ་གནས་པ། སྲོག་རྩ་ལ་འཕེར་བ་བཅས་སོ། །དེ་ཡང་སྲོག་རྩར་འཕེར་ཚུལ་ནི། རྒྱུད་ལས། ཚིགས་པ་དགུ་ནས་རྩ་ཅིག་མཆིན་པར་ཟུག །ཅེས་གསུངས། མཆིན་པ་ནས་སྲོག་རྩར་ཟུག་པའི་རྩ་ལམ་བརྒྱུད་དེ། སྲོག་རྩ་ནི་བཙན་སའི་རྫོང་དང་འདྲ་ལ། རྒྱབ་ཀྱི་ཚིགས་པ་ནི་མཁར་ཏེ་ལྷུགས་རི་ལྟ་བུར་འདོད། སྲོག་རྩ་རུ་འཕེར་བའི་སྨུག་པོའི་ནད་དེ་ཉིདཡང་སྐྱུར་རྩེ་ནག་དང་གཉིད་ལོག་གཉིས་བརྒྱུད་དེ་མགོ་ལ་འཁྱུར་བ་ཡིན། ཡང་རྒྱུད་བཞི་ལས། གཡས་གཡོན་རྩ་ནི་གློ་བུ་གཉིས་ལ་ཟུག །ཅེས་པ་ལྟར། སྲོག་རྩ་ནས་གློ་བུ་གཡས་གཡོན་གཉིས་སུ་གྱེས་པའི་རྩ་ལམ་བརྒྱུད་དེ་དེར་འཕེར། དེ་བཞིན་དུ། ཚིགས་གསུམ་པ་ནས་རྩ་གསུམ་མདུན་དུ་བྱུང་། །དབུས་ཀྱི་རྩ་ལས་སྙིང་ནི་འབྲས་བུའི་ཚུལ། །ཞེས་པའི་དབུས་ཀྱི་རྩ་ལམ་བརྒྱུད་དེ་སྙིང་ལ་འཕེར་བ་དང་། ཚིགས་པ་དགུ་པའི་ཐད་ནས་མཆིན་པར་འཕེར་བ། བཅུ་གཅིག་པའི་ཐད་ནས་མཆེར་བར་འཕེར་བ། ཚིགས་པ་བཅུ་བཞི་པའི་ཐད་ནས་མཁལ་མར་འཕེར་བ་ཞེས་སྨུག་པོ་འཕེར་བའི་རྩ་

ལམ་ཞིབ་ཏུ་བསྟན་ཡོད། ཁོ་བོའི་བསམ་ཚུལ་ལྟར་ན། རང་གནས་ཕོ་མཆིན་རྒྱུ་ལོང་བཞི་ལས་ཕོ་བ་དང་རྒྱུ་ལོང་རྣམས་ནི་རང་གནས་གཙོ་བོར་འཛོག་ཆོག་པ་དང་། མཆིན་པ་ནི་རང་གནས་ཕལ་པར་དབྱེ་ཆོག་སྙམ། རྒྱུ་མཚན་ནི་ཕོ་བ་དང་རྒྱུ་ལོང་གཉིས་ནི་མཁྲིས་ཁུ་དང་ཕོ་སྐྱུར་ཟགས་ཐོན་གྱི་གནས་གཙོ་བོ་ཡིན་པ་དང་། ཟངས་ཚགས་དུང་འཁྱིལ་སྲིན་ནར་སོགས་ནད་རྐྱེན་མང་པོའི་(幽门螺旋杆菌)འདུ་གནས་ཡིན་པས་དེ་ལྟར་བཞག་པ་ཡིན། འདིར་མཆིན་པ་རང་གནས་ཕལ་པར་འཛོག་དགོས་དོན་ནི་མཆིན་པ་ལས་གྱུར་པའི་ངན་ཁྲག་དེ་རྣམས་བད་ཀན་སྐྲན་པོ་སྐྱེད་བྱེད་ཀྱི་རྒྱུ་ཡིན་པར་ངོས་འཛིན་བྱེད་དུ་ཡོད་པ་ལས། མཆིན་པ་རང་ཉིད་ལ་སྐྲན་པོའི་ནད་འགྱུར་གྱི་ངོ་བོ་གང་ཡང་ཡོད་པར་བསྟན་མེད་པའི་ཕྱིར། དེ་བཞིན་དུ་ཕྱི་ལུགས་ཀྱི་འདོད་ཚུལ་ལྟར་ན། མཆིན་པ་ནི་ལུས་ཁམས་ཀྱི་དོན་ལྔའི་ཡ་གྱལ་ཞིག་ཡིན་པ་དང་། བྱེད་ལས་ནི་ཁྲག་གི་འབྱུང་ཁུངས་ཡིན་པ་དང་དྲོད་ཀྱི་འབྱུང་གནས་ཡིན། དེ་ལ་ལུས་ཁམས་ཡོངས་ཀྱི་དུག་སེལ་དང་། མཐུན་སྦྱིག་སེལ་སེལ(分解)བཅས་ཀྱི་ནུས་པ་ཡོད་པར་བསྟན་ཡོད་པ་ལས། ནད་འགྱུར་གྱི་སྐབས་སུ་སྐྲན་པོ་དང་འབྲེལ་བ་ཡོད་པ་ཉག་ཅིག་ཀྱང་བསྟན་མེད། འདི་དང་སྐྲན་པོ་གཉིས་ངོ་བོ་ཐ་དད་དུ་གྲུབ་པའི་ནད་རིགས་སུ་འདོད་པ་མ་ཟད། བཅོས་ཐབས་དང་ནད་རྟགས་ངོས་འཛིན་ཚུལ་ཐ་དད་དུ་སྣང་། ནད་འགྱུར་སྐབས་

མཆིན་སྣོའི་སྙོད་རྩའི་གནོན་ཤུགས་ཆེར་སྐྱེད་པས་སྙོད་རྩའི་ནང་གི་ཐྲུངས་ཁྲག་ཕར་མཆིན་པར་རྒྱུ་མ་ཐུབ་པར། ཡུན་རིང་ལུས་ནས་མཆིན་ཟུགས་ཀྱི་ནད་དུ་འགྱུར་བ་ཡིན། འདི་དང་སྨུག་པོའི་ནད་བར་འབྲེལ་བ་ཡོད་པ་གང་ཡང་བསྟན་མེད། སློབ་དཔོན་ཆེན་མོ་ཁྲི་རུ་ཚེ་རྣམ་མཆོག་ནས་དྭངས་མ་མ་ཞུ་བར་ཡུན་རིང་མཆིན་པར་ལུས་པའི་ངན་ཁྲག་དེ་བད་ཀན་སྨུག་པོ་གཅིག་པུ་མ་ཡིན་པའི་ནད་གཞན་ཏེ་དཔེར་ན། མཆིན་ནད་ཁ་པ་སོགས་སྐྱེད་བྱེད་ཀྱི་རྒྱུ་རུ་ངོས་འཛིན་མཛད་ཡོད། དེ་བཞིན་དུ་རྒྱུད་བཞི་ལས། དྭངས་མ་མ་ཞུ་བའི་ངན་ཁྲག་དེ་འདྲིལ་ཟུགས་བྱེར་འགྲིངས་སོགས་ནད་འགྱུར་གྱི་ངོ་བོ་དུ་མར་གྱུར་ཏེ། མཐར་ཐུག་འབྲས་བུ་སྐྲན་དང་སྐྱ་སྦབ། དམུ་ཆུ་སོགས་ཁོང་ནད་ཐམས་ཅད་ཀྱི་རྒྱུ་ཐོག་མ་ཡིན་པར་གསུངས་ཡོད། མཆིན་པ་རང་ཉིད་སྨུག་པོའི་བབས་ཡུལ་གཙོ་བོ་ཡིན་པ་གང་ཡང་བསྟན་མེད། ཡིན་ན་ཡང་དུས་དེབ་ཁ་ཤས་སུ་རང་དང་འདོད་ཚུལ་མི་འདྲ་བ་ཁ་ཅིག་གིས་ཕོ་བ་དང་རྒྱུ་མ་རང་གནས་དངོས་དང་། མཆིན་པ་དང་མོང་ག་གཉིས་པོ་འབྲེལ་མཐུན་གྱི་གནས་སུ་འདུས་པའི་དབང་གིས་རང་གནས་ཕལ་པར་བཞག་ཡོད། ཤེས་འདོད་ཆོས་ཅན་ལྟར་ན་གཙོ་ཕལ་དུ་དབྱེ་དགོས་དོན་ནི། ཟས་སྙོམ་གང་ཟོས་པ་ཙམ་གྱི་ཐོག་མར་བད་ཀན་སྨུག་བྱེད་ཀྱིས་མ་ཞུའི་གནས་ཕོ་བ་ནས་ཞིབ་མོར་སྨུགས། མཁྲིས་པ་འཇུ་བྱེད་ཀྱི་གཙོ་གནས་རྒྱུ་མར་འགྲོ་བའི་སྐབས་དེར་བད་

ཀུན་གྱི་ངོ་བོ་དང་ཆོས་མཐུན་པའི་སྙུམ་བག་ཅན་གྱི་ཟས་དང་། མཁྲིས་པ་འཛུ་བྱེད་མེའི་མཚན་ཉིད་དང་ཆོས་མཐུན་པའི་ཟས་སྐོམ་སོགས་ཐབ་དྲགས་པར་བསྟེན་པ་དང་། ཡན་ཚུན་འགལ་བའི་ལས་ཀྱིས་དཔེར་ན། ཕོ་རྒྱུ་ལ་གནོད་པའི་ཟས་དང་སྨན་འགའ་ཞིག་གིས་སྤོ་བ་དྲོད་པ་ཙམ་གྱིས་ཕོ་རྒྱུའི་གནས་ལ་ཕོག་ཐུག་བྱུང་སྟེ་ན་ཟུག་ལྡང་བ་དང་། ལུས་ཡོངས་ལ་དེའི་རྟགས་འབྱུང་བས་དེ་ལ་གནས་གཙོ་བོའམ་རང་གནས་དངོས་ཞེས་བཤད་པ་དང་། བད་ཀན་སྨུག་བྱེད་དང་མཁྲིས་པ་འཛུ་བྱེད་གཉིས་ཀྱིས་སྨུག་བཞུ་བྱས་པའི་དངོས་པོ་དེ་ཡུལ་ལོང་མགོ་ནས་རླུང་དང་མེ་ཁམས་དྲོད་གྲང་མཉམ་པའི་སྒོ་ནས་ལུས་ལ་མཁོ་བའི་དྭངས་མའམ་ཟུངས་བཅུད་འཛིན་ལེན་བྱས་པས་ཁྲག་དང་ལུས་ཟུངས་སུ་གྱུར་པའི་རྗེས་སུ་གནོད་པའི་རང་བཞིན་ཕྱིར་མངོན་པས་ན་དེར་རང་གནས་ཕལ་པ་ཞེས་བརྗོད། གོང་གི་བཤད་ཚུལ་འདི་ལ་བློ་ལྡན་མཁས་པས་དཔྱད་པར་འཚལ་ལོ། །

གཉིས་པ། རིགས་ཀྱི་དབྱེ་བ་བཤད་པ།

༡. སྨུག་པོ་ཕྱེར་བ་བཤད་པ།

ཕྱེར་བ་ནི་ལུས་ཟུངས་ལ་གྲམས་པའི་དོན། དཔེར་ན་ཐ་སྙད་སྤྱོད་བཏང་མི་འདྲ་བའི་དབང་གིས་ཕྱི་ལ་འགྲམས་པ་དང་ནང་དུ

བྱེར་བ་ཞེས་པའི་འབྲི་སྲོལ་ཡོད། སྨུག་པོ་འཆད་པའི་སྐབས་འདིར་བྱེར་བ་ལ་ཕྱིར་བྱེར་བ་དང་ནང་དུ་བྱེར་བ་ཞེས་གཉིས་སུ་དབྱེ་ཡོད། རྒྱུད་བཞི་ལས། གནས་གཞན་བྱེར་ལ་ཕྱི་ནང་རྣམ་པ་གཉིས། །ཕྱི་གནས་ཤར་རྒྱས་པགས་གྲམས་ས་བདག་འདྲ། །རྩ་བྱེར་དུག་ལ་ཚོགས་ལ་གྲུམ་བུར་བྱེད། །ནང་གནས་སྲོག་རྩ་མཆིན་ལམ་ལ་ཞེན་ཏེ། །སྲོག་རྩ་རྫོང་ལ་ཚོགས་པ་མཁར་དུ་འདོད། །ཅེས་གསུངས། བྱེ་བྲག་ཏུ། ཡར་ལ་མགོ་ལ་འཕྱུར་ན་མགོ་ནད་དང་། །གློ་ལ་གློ་ནད་སྙིང་ལ་སྙིང་རླུང་བྱེད། །མཆེར་བར་མཆེར་ནད་མཁལ་མར་མཁལ་རླུང་བྱེད། །ཅེས་གཞུང་འགྲེལ་ཁག་ཏུ་གསལ་པོར་བསྟན་ཡོད། ཡང་རྒྱུད་ཚུང་བདུད་རྩི་སྙིང་པོ་ལས། བྱེར་བ་ཞེས་བྱ་རླུང་གིས་དྲངས་མ་ཡི། །སྣ་ཁྲིད་ལུས་རྣམས་ཀུན་རྣམས་ཞུགས་པ་ཡིན། །ཞེས་རླུང་གིས་དྲངས་མའི་སྣ་ཁྲིད་ནས་འཇུག་སྒོ་རྣམ་པ་དྲུག་ཏུ་ཞུགས་ཏེ་ལུས་ཀྱི་སྟོད་སྨད་བར་གསུམ་དུ་ནད་ཀྱི་རྣམ་པར་མངོན་པ་ཡིན། དེ་ཡང་ཤར་རྒྱས་པགས་པར་གྲམས་ན་སེར་ཤས་ཆེས་པས་ས་བདག་གི་ནད་དང་འདྲ་མཐུན་བྱུང་། རྩ་དང་ཚོགས་བར་སོགས་ལ་བྱེར་ནས་དུག་གི་ནད་དང་འདྲ་བའི་ནད་རྟགས་ཐོན། ནད་རྟགས་དེའི་རིགས་འཁྲུལ་བྱེད་ལྡན་པས་བརྟག་བཅོས་སྐབས་སུ་གཟབ་ནན་བྱེད་དགོས། གསེར་བྲིས་ལས། ཆུ་སེར་རྩ་བ་ཁྲག་ངན་ཡིན། །ཞེས་གསུངས། མདོར་ན་བྱེར་བ་ཞེས་པ་ནི་རླུང་གིས་ངན་

ཁྲག་དང་ཆུ་སེར་དཀྲུགས་ཤིང་སྣ་ཁྲིད་དེ་ལུས་ཀྱི་ཕྱི་ནང་དང་ཚིགས་མིག་ཀུན་ལ་ཞུགས་པར་བྱེད་པ་ཡིན་ནོ། །

༢. སྐྲག་པོ་རྒྱས་པ་བཤད་པ།

གསོ་རིག་རྒྱུད་བཞི་ལས། སྐྲག་པོ་རྒྱས་ལ་རྫོལ་དང་མ་རྫོལ་གཉིས། །ཞེས་གསུངས་པ་ལྟར་ངན་ཁྲག་ཕོ་མཚིན་རྒྱུ་ལོང་སོགས་གནས་སུ་རིམ་བཞིན་འཕེལ་བས་རྫོལ་དང་མ་རྫོལ་གཉིས་སུ་བྱུང་དངོས་ལ། དོན་དུ་ཁྲག་ཟགས་མ་ཟགས་ཀྱི་ཁྱད་པར་ཡིན་ཏེ། དེང་རབས་གསོ་རིག་གིས་ཕོ་བ་དང་རྒྱུ་མགོའི་གནས་སུ་བྱུང་བའི་རྨ་རུལ་གྱི་རྣམ་པ་ཅན་ལ་ངོས་འཛིན་བྱེད་ཀྱི་ཡོད། བོད་ལུགས་གསོ་རིག་གིས་སྐྲག་པོ་རྒྱས་པ་སྐྱེ་རྫོལ་བའི་གནས་སྐབས་ཡིན་པར་ངོས་འཛིན་བྱེད་དགོས། མ་རྒྱས་ན་རྫོལ་མི་ཐུབ་པའི་ཕྱིར་རོ། །མཚིན་ལམ་ནས་ལྷག་ལོག་བརྒྱབ་པའི་ཁྲག་ངན་དུས་ཀྱི་སྔ་ཕྱིའི་དབང་གིས་ཕོ་བ་དང་རྒྱུ་མ་ལོང་གའི་གནས་སུ་བྱུང་བས་ནད་ཀྱི་ངོ་བོ་གཅིག་པ་ཡིན་པར་གཏན་ཁེལ་བྱེད་ཡོད། འདིར་ཁ་ཅིག་གིས་བོད་ཀྱི་གསོ་བ་རིག་པར་སྐྲག་པོ་ཕོ་ཡུལ་སོགས་སུ་བབས་ཚེ། འབྱུང་བའི་བྱེད་ལས་བསྟན་གཞིར་གཙོ་བོར་བཟུང་སྟེ། བབས་གནས་དེ་གར་རྨ་སོགས་བྱུང་ཡོད་པར་ངོས་འཛིན་མི་བྱེད་ཅེས་སྨྲས་བཞིན་འདུག་མོད། བལྟ་ཚུལ་དེ་དག་ནི་རྒྱུད་ཀྱི་མཐའ་དཔྱོད་ཚིག་གི་གོ་བ་ཙམ་ལངས་པ་

ཡིན་ཏེ། འདི་ལ་རྫོལ་ཞེས་པའི་ཐ་སྙད་ལ་དཔྱད་ན་ཁྲག་འཛག་པའི་རྣམ་པ་ཅན་ཞིག་ཡིན་དགོས་ཏེ། རྨ་མེད་ན་ཁྲག་རྫོལ་རལ་དང་ཁྲག་བཤལ་སྐྱུགས་འབྱུང་མི་སྲིད་དོ། །གཞན་ཡང་མཆིན་ཁྲག་ཐོ་བར་ལྡང་བ་ཞེས་པ་ལྟ་བུ་ནི་ཆུ་ཁུང་ལྟར་སྦུ་གུ་ངེས་པ་ཅན་བརྒྱུད་དེ་ཐོ་བའི་གནས་སུ་རང་གར་བབས་པ་ལྟ་བུ་ཞིག་མ་ཡིན་ཏེ། དེ་ནི་རིམ་བཞིན་རུལ་སྨྱུག་གིས་བསྲུལ་བས་མཐར་སྣོད་ཀྱི་སྐྱི་པགས་རྣམས་ལ་ནད་གཞི་འགོག་བསྲུང་གི་ནུས་པ་ཤོར་ཏེ་རྫོལ་བར་འགྱུར་བ་ཡིན།

སྨུག་པོ་རྫོལ་བ་ལ་ཡང་གྱེན་དུ་རྫོལ་བ་དང་ཐུར་དུ་རྫོལ་བ་གཉིས་ཡོད་དེ། བོད་དམར་ལས། སྨུག་པོ་མ་ཞུའི་གནས་དག་ཏུ། །རྒྱས་ནས་རྫོལ་དེ་ཏུད་མདོག་གི །ཁྲག་ངན་ཅན་དུ་སྐྱུག་པའི་ཚེ། །སྨུག་པོ་གྱེན་རྫོལ་ཞེས་སུ་བཤད། །སྨུག་པོ་ཞུ་བའི་གནས་དག་ཏུ། །རྒྱས་ནས་རལ་བའི་ཁྲག་ནག་པོ། །བཤང་སྒོ་ལམ་ནས་མཁྲིས་པ་ལ། །སྨུག་པོ་ཐུར་རལ་ཞེས་སུ་བརྗོད། །ཅེས་གསུངས། སྨུག་པོ་ཁྲག་ངན་རྒྱས་པ་རིམ་བཞིན་ཐོ་བ་རྒྱུ་མ་ལོང་གའི་གནས་གང་རུང་དུ་རྒྱས་ཏེ་རྫོལ་ནས་འབྲུ་བའམ་སྐྱུགས་པར་བྱེད་པ་ཡིན། དཔལ་ལྡན་རྒྱུད་བཞི་ལས། ཤིན་ཏུ་རྒྱས་ན་ཁྲག་རུལ་རྫོལ་འགྱུར་ཏེ། །དེ་ཡང་མ་ཞུའི་གནས་རྒྱས་ཏུད་ཁུ་སྐྱུགས། །ཞུ་བའི་གནས་སུ་རྒྱས་ན་ཁྲག་ནག་འབྲུ། །བར་དུ་རྒྱས་ན་གཉིས་ཀར་རྫོལ་བར་འགྱུར། །ཞེས་གསུངས་པ་བཞིན་མ་ཞུ་བའི་གནས་ཐོ་བ་རྫོལ་བས་ཁྲག་དང་བད་

ཀན་བསྲུལ་བས་དུད་ཁུར་སྐྱུགས་པ་དང་། ཞུ་གནས་སོང་དུ་རྫོལ་བ་ལས་ཕློང་ཁྲག་འདྲེས་ནས་ཁྲག་ནག་འཁྲུ་བ། ཞུ་མ་ཞུ་བའི་གནས་རྒྱུ་མར་རྫོལ་ཚེ་སེར་ཤས་ཅན་གྱེན་ཐུར་གང་རུང་དུ་འཁྲུ་སྐྱུག་བྱེད་པའོ། །

སྨུག་པོ་རྒྱས་པ་རྫོལ་བའི་རྣམ་པ་བྱེ་བྲག་ཏུ་བསྟན་པ་ལའང་ཁྲག་ལམ་ཆོད་མ་ཆོད་སོགས་རྣམ་པ་གསུམ་དུ་དབྱེ་ཡོད། རྒྱུད་ལས། གྱེན་ཐུར་གཉིས་པོར་གང་དུ་རྫོལ་གྱུར་ཀྱང་། །དེ་ལ་ཁྲག་ལམ་ཆོད་དང་མ་ཆོད་དང་། །ངོ་བོ་ཟད་དང་རྣམ་པ་གསུམ་དུ་འགྱུར། །ལམ་ཆོད་ཟུངས་ཁྲག་མ་ཤོར་ནད་ཁྲག་ཐོན། །ཟུག་མེད་ལུས་ཡང་དང་ག་བདེ་ན་འཚོ། །ཁྲག་ལམ་ཆོད་པ་མང་དུ་སྐྱུགས་འཁྲུ་རྗེས། །ཁྲག་ནག་དུད་ཁུ་མ་ཟད་བདེ་སྟོབས་མེད། །དང་ག་འགག་ན་ཕལ་ཆེར་གསོ་བ་དཀའ། །ངོ་བོ་ཟད་པ་ཕལ་ཆེར་ཟུངས་ཁྲག་ཤོར། །ཞེས་གསུངས། སྤྱིར་བཏང་རྫོལ་བ་མང་ཆེར་རང་བཞིན་གྱིས་ཆོད་པ་ཡིན། དེ་ནི་ཁྲག་ནང་ལ་ལྷན་སྐྱེས་སུ་འབྱུར་བག་གི་རྣམ་པ་ལྡན་པས་དེ་ལ་ཁྲག་གཅོད་ནུས་པ་ཡོད། དེ་ཡང་བྱུང་བའི་ཡན་ལག་བརྒྱད་པ་ལས། གྱེན་རྫོལ་ཟུངས་བཟང་དང་ག་བདེ་བ་ལ། །ལུས་ཟུངས་བསྲུང་ཞིང་མི་བཅད་སྐྱུགས་ཏུ་ཞུགས། །ཞེས་གསུངས། སྨུག་པོའི་ཁྲག་ངན་སྐྱུག་པའི་རང་བཞིན་ཆད་ན་རྒྱུ་དབྱུང་བས་བདེ་བར་འགྱུར། སྨུག་པོ་མཚོ་རྫོལ་ཡང་སྨུག་པོ་རྒྱས་པའི་སྐབས་སུ་ཁྲག་

ནག་འབྲུ་བར་གོ་དགོས། གོང་སྨན་པས། སྨུག་པོ་རྒྱས་ཤིང་ངན་ཁྲག་རྣམས། །མཚོ་ལྟར་ཆགས་ཤིང་གནས་པ་སྟེ། །གྲེན་ཐུར་གང་རུང་རྡོལ་བའི་ཚེ། །སྨུག་པོ་མཚོ་རྡོལ་ཟེར་བ་ཡིན། །ཞེས་དང་ཡང་། རྒྱུད་ཚང་བདུད་རྩི་སྙིང་པོ་ལས། མཚོ་རྡོལ་བྱ་བ་ཕོ་བར་བསགས་པའི་ནད། །རྒྱ་བཤལ་དུད་ཁུ་ཐུར་དུ་འབྲུ་བ་ཡིན། །ཞེས་སྨུག་པོ་རྒྱས་པའི་སྐབས་ཀྱི་རྣམ་པ་རགས་པར་བསྟན་ནོ། །

ངོ་བོ་ཟད་པ་ནི་ཟུངས་ཁྲག་ཡུན་རིང་དུ་འབྱམས་ཏེ་རྡོལ་བའི་དོན། དེ་ལ་ཡང་ཆེ་ཆུང་རིགས་གཉིས་སུ་ཡོད། རིགས་ཆུང་བ་ནི་ཡུན་རིང་བར་དུ་ཁྲག་ཉུང་ངུར་ཟགས་ཏེ་ངོ་བོ་ཟུངས་ཟད་པ་ཡིན། འདི་ལ་སྨན་དང་ཟས་གཉིས་ལོ་དུས་བར་དུ་བསྟེན་ན་བཅོས་སྲིད་ཡོད་པ་ཡིན། གཞན་ཞིག་ནི་ཁྲག་བོངས་ཙུང་ཆེ་བས་ཕོ་བར་རྡོལ་ནས་རྨ་ཁ་ཆེར་རྒྱས་ཏེ། ཕོ་བའི་རྗེམས་སོགས་ཕྱུག་ནས་ཁྲག་མང་པོར་ཟགས་པ་ཡིན། ནད་རིགས་འདི་ནི་སྲོག་ལ་ཤིན་ཏུ་གཏོལ་ལོ། །

༣. སྨུག་པོ་འཁྲིངས་པ་བཤད་པ།

སྨུག་པོ་འཁྲིངས་པ་ནི་རྒྱུད་ཚང་བདུད་རྩི་སྙིང་པོ་ལས། འཁྲིངས་པ་ཞེས་བྱ་ཕོ་བ་རྒྱུ་ལོང་དུ། །བད་ཀན་ཁྲག་མཁྲིས་ཚོ་ལྟར་ཆགས་པ་ཡིན། །ཞེས་གསུངས། ཉེས་གསུམ་རྒྱུ་ཡི་འདུས་པའི་སྨུག་པོའི་ཁྲག་ངན་མཆིན་པར་འཕེལ། དེ་རྣམས་ཕོ་བ་རྒྱུ་མ་ལོང་

ཁའི་གནས་སུ་རྒྱས་ཏེ་མ་རྫོལ་བར་གསོག་ཅིང་ཙོ་ལྟར་ཆགས་པར་ཏེ་ལ་སྨུག་པོ་འགྲིངས་པ་ཞེས་བྱ་སྟེ། འགྲིངས་པ་ལ་ཡང་གབ་དང་མ་གབ་གཉིས་སུ་ཡོད། གབ་པ་ཞེས་བྱ་ནི་ཐོག་མར་ཚ་གྲང་གཉིས་འཐབ་པའམ་གནས་གཅིག་ཏུ་འདུས་པར་ངོས་འཛིན་བྱེད་ཀྱི་ཡོད། གཡུ་ཐོག་དགོངས་རྒྱན་ལས། སྨུག་པོ་འགྲིངས་པ་བད་ཀན་སྨུག་པོ་བའི་གནས་སུ་ཚ་གྲང་འཐབ་ནས་ཡར་སྐྱུག་པ་དང་མར་བཤལ་མི་ཐུབ་པའི་རྡེམ་མེར་ན་བའི་སྐབས་ཀྱི་མིང་དེ། ཞེས་གསུངས། པོད་དམར་ལས། སྨུག་པོ་ཕོ་བར་ཚ་གྲང་འཐབ། །བཤལ་སྐྱུག་མི་ཐུབ་རྡེམ་མེར་ན། །འཇུ་བ་དཀའ་ཞིང་ཕོ་བ་འཚང་། །འདི་དུས་སྨུག་པོ་འགྲིངས་ཞེས་ཟེར། །ཞེས་ཁྲག་ངན་དོན་དུ་རྒྱས་པ་དང་སྟོད་དུ་བབས་པའི་གནས་སྐབས་ཡིན་ཏེ། དེ་ལ་མ་གབ་པ་ནི་སྟོད་དུ་གྲང་བའི་མགོ་བྱིབས་པ་མ་ཡིན་པར་སྨུག་པོ་འདུས་པའི་ནད་ཀྱི་ངོ་བོ་ཕྱིར་མངོན་པ་སྟེ། གྲང་ཡང་ན་ལ་ཐྲེད་ཀྱང་ན་བས་མངོན་ཚུལ་ཚ་གྲང་གཉིས་ཀ་འདྲ་བ་ལྟར་འབྱུང་བའོ། །གབ་པ་ནི་རྒྱུད་ལས། གྲང་པའི་མགོ་བྱིབས་སྟོད་ཚད་གབ་པ་ནི། སྨུག་པོ་ཁྲག་ཚད་རྒྱས་པ་དོན་མཆེན་པ་ནས་སྟོད་དུ་ལྡང་བའི་གྲང་བའི་སྟོབས་མགོ་མནོན་པའི་སྨུག་པོ་གབ་པའོ། །སྨུག་པོ་སྟོད་དུ་འགྲིངས་པའི་སྐབས་འདིར་ཚ་གྲང་འཐབ་པའི་སྨུག་པོ་འཁྲུགས་པའམ་འགྲིངས་པ་ཞེས་བྱ་བ་ཡིན།

༩. སྨུག་པོ་འདྲིལ་བ་བཤད་པ།

འདྲིལ་བ་ཞེས་བྱ་བ་ནི་འདུས་ནད་བད་ཀན་སྨུག་པོ་ཕོ་བ་མཆིན་པ་རྒྱ་མ་ལོང་ག་གང་རུང་གི་གནས་སུ་རྒྱས་པ་སྟེ། གང་དུ་གནས་པའི་ས་དེར་སྲ་འདྲིལ་ཞིང་ན་བ་དང་། ལྟོ་སྟོང་དུས་སུ་ལག་པས་མནན་ཚེ་མཐེབ་མོའི་ངོས་སུ་སྐྲན་གྱི་རྣམ་པར་སྒྲོང་ཐུབ་པ་ཡིན། དེ་ཡང་རྒྱུད་ལས། སྨུག་པོ་འདྲིལ་བ་གསར་བ་དང་རྙིང་པ་གཉིས། ཞེས་གསུངས་པ་ལྟར་འདྲིལ་བ་ལ་གསར་དང་རྙིང་པ་གཉིས་ཡོད་པ་ལས། གསར་བ་སྐྲན་དུ་འདྲིལ་བ་དང་རྙིང་པའི་ཚེ་ན་རུལ་པའི་བཞིག་སྦྲོང་སླ་བ་དང་། འདྲིལ་བ་ཡུན་རིང་འདས་ནས་རྙིང་པར་གྱུར་ཚེ་སྨུག་པོའི་ཐགས་ཆུ་རུ་འགྱུར་བ་ཡིན། དེའང་སྐྲན་དུ་འདྲིལ་བ་ལ། གསར་དུས་ཆགས་སོད་མཆིན་པ་ལྟ་བུར་གཉེན། །རྙིང་ཞིང་རུལ་ནས་གསོ་བར་སླ་བ་ཡིན། །ཞེས་གསུངས། དེ་ནི་ནད་ཀྱི་ཉེན་ཆེ་ཆུང་དང་གསོ་དཀའ་སླར་དགོངས་པ་ཡིན། སྨུག་པོ་འདྲིལ་བའི་སྐྲན་ནི་ནད་གཞན་དང་མི་འདྲ་བའི་ཚུལ་ནི་ཁྲག་རླུང་གིས་གཅིག་ཏུ་འདྲིལ་བའི་གསར་དུས་སུ་གསོ་དཀའ་བ་དང་། དེ་རྙིང་བར་གྱུར་ནས་ཁྲག་མཁྲིས་དྲོད་ཀྱིས་རུལ་སྨྱག་ཏུ་སོང་བས་བཞིག་སྦྲོངས་སླ་བར་བྱེད་པ་ཡིན། སྨན་དཔྱད་ཟླ་བའི་རྒྱལ་པོ་ལས། སྨུག་པོ་མཆིན་པར་ཐགས་པ་ནི། །ཤ་སེར་གསུམ་པ་ཆེ་བ་དང་། །བྱིན་རྩ་ཕྱི་རུ་བྱུང་བ་དང་། །ཤ་འབྲོས་ཡན་ལག་སྲ་བ་ཡིན། །རྙིང་ནས

ཡན་ལག་ཕྲ་བའོ། །ཞེས་འདྲིལ་བའི་སྐབས་མ་གཏོགས་པའི་ཟུགས་ཚུ་སོགས་མཆེན་པར་རྒྱས་ན་གསར་དུས་གསོ་བར་སླ་བ་དང་རྙིང་ནས་མཁྲིགས་པོར་གྱུར་ཏེ་གསུམ་པ་སོགས་ཚུ་ཡི་སྐྱོལ་བ་ལྟར་ནད་ཐོག་དངོས་སུ་གསོ་དཀའ་བར་འགྱུར་རོ། །

གསུམ་པ། ནུབ་ལུགས་གསོ་རིག་གི་དབྱེ་ཚུལ་བཤད་པ།

གནས་ཀྱི་སྒོ་ནས་དབྱེ་ཚུལ་ལ་བབས་གནས་གཙོ་བོ་དང་བབས་གནས་ཕལ་པ་ཞེས་གཉིས་སུ་བཀར་ཡོད། བབས་གནས་གཙོ་བོ་ནི་འཇུ་རང་བཞིན་ཅན་གྱི་སྐྲན་པོ(消化性溃疡)སྟོ་ཕོ་བ་དང་ཟངས་ཚགས་ལུ་གུའི་མགོར་བབས་འཇུག་པར་ངོས་འཛིན་བྱེད་ཀྱི་ཡོད། རྒྱུ་མཚན་ནི་ཕོ་བ་དང་ཟགས་ཚགས་ཀྱི་གནས་ནི་ནད་རྒྱུར་གྱུར་པའི་འབུ་སྲིན་དང་ཕོ་སྐྱུར། མཁྲིས་ཁུ་སོགས་རྒྱུན་ལྡན་གྱི་བབས་སར་ཡིན་པས། གཉན་ཚད་རྒྱས་ཏེ་སྐྲན་པོའི་ནད་གཞི་ཡོངས་ཀྱི་བརྒྱ་ཆའི95 – 98%བར་གནས་འདི་གཉིས་ཀར་བབས་པའི་དབང་གིས་བཞག་པ་ཡིན། གནས་ཕལ་པ་ནི་མིད་པ་དང་ཕོ་ལོང་འབྲེལ་མཚམས(meckel)སུ་ཡིན། རྒྱུ་མཚན་ནི་བབས་གནས་འདིར་གོང་གི་གཙོ་གནས་དང་ཞིབ་བསྡུར་བྱས་ན་ནད་འཇུག་ཚད་ཉུང་བས་ཕྱིར་རོ། །

༡. སྨུག་པོའི་ཁྲག་བོངས་ཆུང་དུ་བཤད་པ།

ཕོ་བའི་སྐྱི་ངོས་ཀྱི་རྩོལ་ཁྲག་ལ་བལྟོས་ནས་རྟེན་ས་བརྟེན་འཛོག་གིས་བཤད་པ་ཡིན་ཏེ། རྩོལ་བའི་རྩ་ཁ་ནས་ཁྲག་གི་དབྱུང་ཚད་སྐྱིམ་པ་གང་ཙམ་གྱི་ཚད་ལ་བཤད་པ་ཡིན། དེང་སྐབས་གསོ་རིག་ཚད་གཞི་ལྟར་ན (400ml) ཡས་མས་ལ་འཇལ་ཆོག། སྨན་བཅོས་བྱེད་པའི་རྩ་དོན་དུ་སྨུག་པོ་འདིའི་རིགས་ནི་གཉན་ཁ་འབྲིང་དུ་བརྩིས་ཡོད།

༢. སྨུག་པོའི་ཁྲག་བོངས་ཆེ་བ་བཤད་པ།

ཕོ་བའི་གུག་ཆུང་དང་གུག་ཆེན་གྱི་གནས། ཡང་ན་ཟངས་ཚགས་ཀྱི་སྐྱི་ངོས་སོགས་ལ་རྐྱེན་ཆང་རག་དང་བཙབ་པས་ཕོ་བའི་གཡས་གཡོན་གྱི་འཕར་རྩ་ཕྲན་བུ་དང་། རྒྱུ་མའི་སྟོད་ཀྱི་རྩོལ་རྩ། གཉེར་རྩེན་སྟེང་གི་རྩ་ཕྲན། ཕོ་ལོང་འབྲེལ་མཚམས་ཀྱི་འཕར་རྩ་སོགས་རྩོལ་བ་ཡིན་ཏེ། ཁྲག་གི་དབྱུང་ཚད་ལ་སྐྱིམ་པ་དོ་ལས་མི་ཉུང་བར་བཤད། དེང་སྐབས་གསོ་རིགས་ཀྱི་ཚད་ཐིག་ནི (800ml) ཡས་མས་སུ་སླེབས་ཡོད། ཁྲག་བོངས་ཆེན་པོ་རྩོལ་ཚེ་ནད་གཞི་ཤིན་ཏུ་ཚབས་ཆེན་ཡིན་པས་ནད་པ་བརྒྱལ་འགོག་ཏུ་གྱུར་ཏེ་དྲན་པ་ཐོར་བ། ནད་རྟགས་གསལ་པོར་བརྗོད་མི་ཐུབ་པ། དུས་ཐོག་ཏུ་སྨྱུར་སྐྱོབ

དང་ཁྲག་གཅོད་ལས་ལ་མ་འབད་ན་སྲོག་འདོར་བ་ཡིན། གཞན་ཡང་རྐྱེན་གཞན་ཞིག་ནི་ཕོ་བའི་སྐྱུར་ཁུ་དང་མཁྲིས་ཁུ་རྡོལ་རྐྱེན་དུ་གྱུར་ནས་ཕོ་རྒྱུའི་འབྱར་སྐྱི་ཐུག(穿透浆膜)སྟེ་ཁྲག་ཆེན་རྡོལ་བ་ཡང་ཡོད། ནད་རིགས་འདི་དག་ན་མཁན་གྱི་གསོ་བྱ་རྣམས་བརྒྱ་ཆའི70－76%ལ་དེ་སྔར་སྐྲན་པོ་ན་ནས་དྲག་སྐྱེད་སོང་བ་ཡིན། 8－10%ལ་དེ་སྔོན་སྐྲན་པོ་ན་མྱོང་བའི་ནད་རྟགས་གསལ་པོར་བརྗོད་རྒྱུ་མེད། སྐྲན་པོ་གློ་བུར་དུ་རྡོལ་བ(急性穿孔)ནི་སྐྲན་པོའི་ནད་གཞི་ཡོངས་ཀྱི་བརྒྱ་ཆའི15%ཡས་མས་ཟིན་ཡོད་པ་དང་། རྒྱ་མའི་གནས་སུ་རྡོལ་བའི་ཚད་གཞི་ནི་ཕོ་བར་རྡོལ་བ་ལས་ལྷག་འགྱུར་གྱིས་མང་། དེའི་རྩིས་གྲངས་ཀྱི་བསྡུར་ཚད་ནི15： 1ལ་ཟིན།

༣. ཁྱད་པར་དམིགས་བསལ་ཅན་གྱི་དབྱེ་བ་བསྟན་པ།

（༡）ནད་རྟགས་མེད་པའི་སྐྲན་པོ།(无症状性溃疡)ནད་རྟགས་སམ་ན་ལུགས་མི་ཚོར་ཞིང་ནད་གཞི་གཞན་དག་ལ་རྟགས་བཙོས་བྱེད་སྐབས། ཞོར་དུ་རྟོགས་གསལ་བྱུང་བའི་སྐྲན་པོའི་ནད་རིགས་ཤིག་ཡིན། ཕལ་ཆེར་རྒན་རབས་པ་རྣམས་ལ་ནད་གཞི་འདི་ཐོག་པ་མང་།

（༢）འཇུ་བྱེད་རང་བཞིན་ཅན་གྱི་བྱིས་པའི་སྐྲན་པོ།(儿童

期消化性溃疡）དར་མ་དང་གཞིབ་ན་བྱིས་པ་ཚོ་ལ་སྨུག་པོའི་ནད་གཞི་བྱུང་བ་བླ་ལྷག་གིས་ཉུང་། རྒྱ་མགོའི་དུས་བུའི་སྨད་ཆ་ནི་བྱིས་པའི་སྨུག་ནད་ཀྱི་བབས་གནས་ཉག་ཅིག་ཏུ་བརྩི་ཆོག། གལ་ཏེ་སྨུག་པོའི་ནད་གཞི་བྱུང་ན་སྨན་བཅོས་བྱས་པའི་ཚེ་དྲག་སྐྱེད་ཤིན་ཏུ་བྱུང་སླ་བ་ཡིན།

（༣）རྒན་རབས་པའི་སྨུག་པོའི་ནད་གཞི།（老年人消化性溃疡） ཕོ་བ་རུ་བབས་པ་མང་། སྐབས་འགར་ལོང་གི་གནས་སུ་འབྱུང་སྲིད། ནད་རྟགས་སུ་ཟུག་གཟེར་ངེས་མེད་དུ་ལྡང་བ། ཁྲག་སྐྱུགས་པ་དང་བཤང་བ་ནག་པོར་ཆགས་པ། ལུས་རིད་པར་གྱུར་པ། ཁྱད་པར་མཚན་མོར་ཆུ་སྐྱུར་སྐྱུགས་པ་དང་ཁྲག་འགོལ་ཆེན་རྫོལ་སྲིད།

（༤）བྱིའུ་ཡི་སྨུག་པོ།（婴儿性溃疡） སྨུག་པོའི་ནད་གཞིའི་རིགས་འདི་ནི་བྱུང་ཚད་ཆེས་ཉུང་བའི་ནད་གཞིའི་ཁོངས་སུ་གཏོགས་ཤིང་། ནད་གཞིའི་སློང་རྐྱེན་མི་གསལ་ཞིང་ལོ་ན་གཉིས་མན་ཆད་ཀྱི་བྱིས་པར་ན་བ་མང་།

（༥）ཟངས་ཚགས་འདབ་གནས་ཀྱི་སྨུག་པོའི་ནད་གཞི།（球后性溃疡）འཇུ་བྱེད་སྨུག་པོ་ཡོངས་ཀྱི་བརྒྱ་ཆའི་5% ཟིན་ཞིང་བབས་གནས་ནི་རྒྱུ་སོར་བཅུ་གཉིས་ཀྱི་ནུ་འབུར་ཉེ་འདབས་སུ་བྱུང་། མཚན་མོར་རོ་སྟོད་ན་བ་དང་ནད་རྟགས་སུ་ཁྲག་ཐུང་ཟད་རྫོལ་བ་

ཡིན། སྨན་དཔྱད་ཀྱི་ཕན་སྐྱེད་ཐོན་པ་དཀའ།

(༦) ཕོ་རྒྱ་ཟུང་ལྡན་གྱི་སྐྲན་པོའི་ནད་གཞི། (符合性溃疡) སྐྲན་པོའི་ནད་རིགས་འདི་ཉིད་ཐོག་མར་ཟུངས་ཚགས་གནས་སུ་བབས་ཏེ། དེ་ནས་རིམ་བཞིན་ཕོ་བའི་ཡུལ་འཁོར་དུ་འགོས་མཆེད་ཀྱི་རྣམ་པའི་ཚུལ་དུ་བྱུང་བར་མང་། ནད་རིགས་འདི་ནི་འཛུ་བྱེད་སྐྲན་པོ་ཡོངས་ཀྱི7% ཙམ་ཟིན་ཞིང་། བུད་མེད་ལས་སྐྱེས་པ་ལ་ལྷག་འགྱུར་གྱིས་བྱུང་བ་མང་ངོ་། །

(༧) མིད་པར་བབས་པའི་སྐྲན་པོའི་ནད་གཞི། (食管溃疡) སྐྲན་པོའི་ནད་རིགས་འདི་ཉིད་ནི་ཕོ་བའི་སྐྱུར་ཁུ་མིད་པར་ལྟག་ལོག་བརྒྱབ་པ་ལས་བྱུང་བ་ཡིན།

(༨) བཅོས་སྐྱེད་མེད་པའི་སྐྲན་པོའི་ནད་གཞི། (难愈性溃疡) སྐྲན་པོའི་ནད་རིགས་འདི་ཉིད་ལ་སྨན་དཔྱད་ཇི་ཙམ་བསྟེན་ཡང་དྲིག་སྐྱེད་བྱུང་བ་ཤིན་ཏུ་དཀའ། མིག་སྔར་ཚད་ལྡན་གྱི་བཅོས་ཐབས་གཏན་ཁེལ་བྱེད་མེད།

(༩) སློ་བུར་ཅན་གྱི་སྐྲན་པོའི་ནད་གཞི། (应激性溃疡) སྐྲན་པོའི་ནད་གཞི་འདི་ཉིད་སློ་བུར་བ་ཕྱིའི་རྐྱེན་གྱིས་འཚེ་བ་ལ་བསྟེན་ནས་བྱུང་བ་མང་། དཔེར་ན། མེས་འཚིག་པ་དང་། སློ་བའི་བྱེད་ལས་ཉམས་པ། ཀླད་པའི་རྒྱ་དར་འཁག་སྐྲངས་པ་སོགས་ནད་གཞི་ཚབས་ཆེན་དག་ལ་ཟླ་གཉེན་གྱི་ཚུལ་དུ་བྱུང་བ་ཡིན་ནོ། །

ལེའུ་དྲུག་པ། སྨུག་པོའི་ནད་ཀྱི་བརྟག་ཐབས་བསྟན་པ།

དང་པོ། སྤྱིའི་བརྟག་ཐབས་བསྟན་པ།

༡. གོམས་པའི་སྒོ་ནས་བརྟག་པ།

སྨུག་པོའི་ནད་ལ་ཕན་གནོད་གོམས་པའི་སྒོ་ནས་བརྟག་པ་ནི་སྨུག་ནད་ཡོངས་ལས་གལ་ཆེན་གྱི་གོ་གནས་བཟུང་ཡོད་པར་མ་ཟད། ཡིད་རྟོན་རུང་བའི་བརྟག་ཐབས་ཤིག་ཀྱང་ཡིན། ནད་བྱུང་བའི་སྐབས་སུ་ཡིད་སེམས་མི་བདེ་བའི་ཁྲོ་ཚིག་དང་གཏམ་གླེང་སྣ་ཚོགས་དང་། གནམ་གཤིས་ཀྱི་འགྱུར་ལྡོག་ལ་བརྟེན་ཏེ། ཁྱད་པར་དུ་སྟོན་ཀ་དང་དཔྱིད་ཀའི་དུས་སུན་མཁན་ཇེ་མང་དུ་འགྲོ། སྨུག་པོ་ཚ་བའི་ནད་ལ་མེ་བཙའ་དང་རྡོད་བཅོས་བྱས་ཚེ་བཅོས་སྐྱིད་མི་འབྱུང་ཞིང་ཇེ་སྡིག་ཏུ་འགྱུར་བ། གྲང་བ་ལ་རྡོད་བཅོས་ཕན་པ། མང་ཆེ་བར་གསུས་པ་འཁྲངས་ལྟོགས་དབང་གིས་ན་བ། ལྷག་པར་དུ་ཕོ་བར་བབས་པ་ཡིན་ན་ཟས་ཟོས་ནས་དུས་ཚོད་ཕྱེད་ཀའི་ནང་ཕོ་བར་ན་ཟུག་གཏོང་བ་དང་། ཟས་ཟུང་ཙམ་ཟོས་རྗེས་བདེ་བར་མངོན་པ།

རྒྱུ་མར་བབས་པ་ཡིན་ན། ཟས་ཟོས་ནས་དུས་ཚོད་ཕྱེད་ཀའི་ནང་ཕོ་བར་ན་ཟུག་གཏོང་བ། རྒྱུ་སྣོད་ལ་བབས་པ་ཡིན་ན་ཟས་ཟོས་པའི་རྗེས་སུ་དུས་ཚོད་གཅིག་ཡས་མས་སུ་ན་བ། ལོང་གི་གནས་སུ་བབས་པའི་སྨུག་པོ་ཡིན་ན་གསུམ་པ་ཟློག་པའི་སྐབས་སུ་ན་ཟུག་གཏོང་བ་དང་། ཟས་ཟོས་པ་དང་ལུས་ཟླུངས་ལ་རྫོད་ཁུག་པའི་སྐབས་སུ་ཅུང་བདེ་བར་མངོན་པ། ཁྱད་པར་དུ་ཕོ་བ་དང་རྒྱུ་མར་བབས་པའི་སྨུག་པོ་དག་བབས་གནས་ཀྱི་དབང་གིས་རྒྱབ་གཞུང་དང་སོག་འདྲས་ལ་ན་ཟུག་རྟག་པར་ལྡང་སྲིད། སྨུག་པོ་ཚ་རྒྱུ་ཅན་ལ་ཕོ་བ་དང་རྒྱ་མ་གང་ན་བའི་སར་སྐར་ཆུ་གྲང་མོ་གྲོད་པར་བླུགས་ཏེ་དུགས་རྒྱག་པ་དང་། སྨུག་པོ་གྲང་རྒྱུ་ཅན་ལའང་གྲོད་པར་ཆུ་ཁོལ་བླུགས་ཏེ་དུགས་བརྒྱབ་པས་ན་ན་ཟུག་ཇེ་ཡང་དུ་འགྲོ་བ་ཡིན། ཕོ་སྐྱུར་འཛོམས་པའི་སྨན་འཐུང་བ། ལག་པས་ཕོ་བ་དང་རྒྱ་མའི་གནས་སུ་གནོན་ཕུར་བྱས་པ་དང་། སྐྱུག་པ་ཡར་འདྲེན་གྱིས་ནད་གཞིའི་ངོ་བོ་ཇེ་ཡང་དུ་གཏོང་ཐུབ་པ་སོགས་ཀྱི་རྟགས་བྱུང་ན། སྨུག་པོ་ཕོ་རྒྱུའི་གནས་སུ་བབས་པའི་ནད་ལ་ངོས་འཛིན་བྱེད་ཆོག་པ་ཡིན།

༢. རྩ་ལ་བརྟག་པ།

བད་ཀན་སྨུག་པོའི་རྩ་ལ་བརྟག་སྐབས་ཡོངས་གྲགས་སུ་སྦྲོམ་ཞིང་ཁེངས་ལ་ཀན་འོག་གི་རྩ་ཞར་བ་སྟེ། ནད་པའི་ལག་གཡས་འོག་

གི་མཆིན་མཁྲིས་དང་ལག་གཡོན་པའི་འོག་གི་ཕོ་མཆེར་གྱི་རྩ་གཉིས་རྩ་རྒྱུད་ཀུན་ལས་ལྷག་པར་དོང་དུ་ལྷུང་བ་ལྟར་དམའ་བར་བྱུང་བ་ནི་སྨུག་པོའི་རྩ་ཡི་འཕར་ཚུལ་གྱི་ཁྱད་ཆོས་སུ་མངོན། གསོ་རིག་རྒྱུད་བཞི་ལས། རྩ་ལ་ངོས་བཟུང་སྦོམ་ཁེངས་ཀན་རྩ་ཞར། །གྲང་བས་བསྐྱེད་ན་ཕལ་ཆེར་ཐྲ་ལ་གུད། །ཅེས་རྩ་ལ་ངོས་འཛིན་བྱེད་སྐབས་རླུང་ཁྲག་འདྲེས་པའི་རྩ་སྦོམ་ཞིང་ཁེངས་པ་དང་། བད་ཀན་གྱི་ཆ་ནས་དལ་བར་འཕར་བ་དང་། ཕལ་ཆེར་ཞེས་པའི་ཚིག་ཟུར་ལས་གཞན་དུ་བྱུང་བ་མི་སྲིད་པ་མ་ཡིན་པའི་དོན་ཏེ། སྨུག་པོ་ཚ་བའི་རྩའི་འཕར་ཚུལ་ནི། ཇི་སྐད་དུ། རྩ་ནི་སྦོམ་པར་ལྡིང་ཞིང་གྲིམས་པར་འཕར། །སྨུག་པོ་ཚ་རྒྱེན་ཅན་ལ་རྩ་རྒྱུས་འཕར། །སྨུག་པོ་རྒྱས་རྩ་སྟོང་རྒྱུག་བྱེད་ཀྱང་སྲིད། །ཆེ་ཞིང་སྦོམ་ལ་ཐུང་དྲགས་འཕར་བ་དང་། །སོར་མོའི་ཡར་ཟུར་མར་ཟུར་འཕར་བ་དེ། །བད་ཀན་སྨུག་པོ་འཕེལ་འགྲིབ་རྩ་རུ་བཤད། །རྩ་ནི་སྦོམ་ཞིང་ཁེངས་ལ་ཀན་རྩ་ཞར། །རླུང་གི་ཆ་ནས་སྦོམ་པོ་འཕར་བ་དང་། །ཁྲག་གི་ཆ་ནས་ཁེངས་ཤིང་རྒྱ་བ་ཡིན། །མཆིན་པར་བད་ཀན་ཞུགས་པས་ཀན་རྩ་ཞར། །ཞེས་སྨུག་པོ་གྲང་བའི་རྩ་རྒྱུད་ཀྱི་འཕར་ཚུལ་ནི་ཤེད་ཆུང་ཞིང་ཐྲ་ལ་གུད་པ་སྟེ་ཤའི་ནང་ནས་ཁྱུག་གེ་མི་མངོན་པར་ཉམས་དམའ་བའོ། །དེ་ལྟར་འབྱུང་དགོས་དོན་ནི་ཕོ་བའི་མེ་དྲོད་ཉམས་ཆུང་ཞིང་མ་ཞུ་བའི་རྒྱུའི་དབང་གིས་སྐྱེད་པས་སོ། །དེང་རབས་གསོ་རིག

གིས་དཔལ་བར་བཤད་པ་ཡིན། སྐྲན་དུ་འདྲིལ་བའི་རྩ་རྒྱུད་ཕྲ་ལ་མགྱོགས་པར་འཕར་བ་ཡིན།

༣. རྩ་ལ་བརྟག་པ།

ཆུ་མདོག་སྐྱུག་ལ་དུགས་པ་སྟེ་མདངས་མི་གསལ་བ་མོག་མོག་པོར་གྱུར་པ་དང་། དེ་བཞིན་ངོ་བོ་སྐྱ་ལ་རྙོག་མ་ཅན་འབྱུང་བ། ཕྱི་མ་རྒྱུད་ལས། སྐྱུག་ལ་དུགས་ན་བད་ཀན་སྐྱུག་པོར་བརྟག །ཅེས་གསུངས། སྐྱུག་པོ་ནི་ཁ་དོག་གི་བྱེ་བྲག་ཅིག་སྟེ། རྒྱ་སྐྱུག་ཅེས་ནག་ཞད་ཅན་དང་། དམར་སྐྱུག་ཅེས་དམར་ཞད་ཅན་སོགས་བྱུང་བ་ཡིན། ཆུ་མདོག་སྐྱུག་པོ་ཞེས་བཤད་པ་ཙམ་གྱིས་ཆུའི་རང་བཞིན་སྐྱ་ལ་མདོག་དམར་སེར་གྱི་ནང་དུ་ནག་པོ་ཅུང་ཙམ་འདྲེས་པའི་ཁ་དོག་ཡོད་ལ་ལྟ་ལེར་འཆར་སྲིད། དུགས་ཞེས་པ་ནི་དྲི་མ་སྣ་སྐོར་སླེབས་ཚེ། ཞེན་ཁ་ལོག་སྟེ་སྣར་སྣོམ་མི་འདོད་པར་སྣའི་དབང་པོ་ལ་ཚོར་བ་སྡུག་བསྔལ་འབྱུང་བའི་དོན་ཡིན། སྔོན་བྱུང་མཁས་པའི་གསུང་རྒྱུན་དུ། བད་ཀན་སྐྱུག་པོ་སྨྲེལ་ཤའི་ཁྲོ་བ་འདྲ། །ལྷུ་བ་འདྲེས་ན་ལྷན་འདུས་ནད་ཀྱི་རྟགས། །ཀུ་ཡ་བར་དུ་བྱུང་ན་ལྷངས་པ་འདྲ། །མཆིན་པ་དང་ནི་མཆིན་དྲི་དང་། །མཆིན་པ་ཕོ་བ་མཆེར་བ་དང་། །བར་གྱི་ནད་ལ་ནད་ངོས་བཟུང་། །ཚབ་མདོག་སྐྱུག་ནག་འདྲ་བ་བྱུང་བ་ནི། །བད་ཀན་སྐྱུག་པོ་འཁྲུགས་ཏེ་ཉེན་པར་

བཤད། །ཅེས་དང་། ཡང་གཞན་དུ། རྒྱུ་འདུས་སྨུག་པོ་ཞེས་བྱའི་ནད་དེ་ཡི། །ཆུ་མདོག་དམར་སེར་སྐྱ་ལ་རྙོག་མ་ཅན། །ཡང་ན་དམར་སྨུག་ལྟེང་ཡང་སྲིད་པའམ། །ཡང་ན་དུགས་པའི་དྲི་མ་ཆེ་བ་དང་། །མདངས་མི་གསལ་བ་སོག་སོག་འཆར་བ་ལ། །སྐྱ་ལ་རྙོག་མ་ཅན་དུ་བཤད་པ་དང་། །ཡང་ན་དམར་སྨུག་ལྟེང་བ་གོང་ལྟར་བཤད། །དང་པོ་ཚ་བའི་དུས་སུ་ཆུ་དམར་དུགས། །སྨུག་པོ་འཁྱིངས་ཤིང་གབ་ན་ཆུ་མདོག་ལྟེང་། །ཉམས་སྨྱོང་ལག་རྩལ་ལྡན་རྣམས་བཤད་རྒྱུན་ལ། །སྨུག་པོ་སྤྱི་རྟགས་ཆུ་མདོག་རྙོག་པར་བཤད། །བད་ཀན་མཁྲིས་འགགས་ཆུ་སྔོ་བ་དང་། །ཚ་འགགས་ཡིན་ཙེ་ཆུ་མདོག་སེར་བ་འབྱུང་། །ཞེས་གནད་ཀྱི་གདམས་ངག་དེང་དུ་བླངས་ཏེ་ཆུ་ལ་བལྟ་གོམས་མང་དུ་མཛོད་ཅིག།

༤. ནད་རྟགས་ཀྱི་སྒོ་ནས་བརྟག་པ།

སྨུག་པོའི་ནད་ཀྱི་ན་ལུགས་ནི་ཕོ་བ་དང་མཆིན་པ་གཉིས་ཀྱི་ཁ་འཁོར་དུ་ན་བ་དང་། ནད་པ་ལ་ལར་རོ་སྟོད་མདུན་རྒྱབ་སྦྲགས་ནས་ན་བ། ལུས་ལྕི་ཞིང་ཁང་པའི་བྱིན་པའི་ཤུགས་ཤོར་ནས་ལུས་མི་ཐེག་ཅིང་སྙལ་ཚོགས་ཀྱི་གནས་སུ་ན་བ། དེ་བཞིན་དང་ག་མི་བདེ་བས་ཟས་མི་འདོད་ཅིང་ཁ་མངལ་བ་སྐྱེ་ཁ་བླག་ནས་འབྱུར་བག་ཆེ་ལ་ཉའི་དྲི་མ་འདྲ་ཐོ་བ། བྲང་ག་ཚ་ཞིང་སྐྱུག་སླམ་བྱེད་ཅིང་དངོས་སུ་

སྐྱུག་པར་དཀའ་བ་དང་། སྐབས་སྐབས་སུ་ཡོང་པ་ཚ་བ་དང་། མགོ་དང་མིག་ཏུས་ན་བ། ལུས་རྩོལ་ནས་གྲང་བའི་རྗེས་ལ་རྒྱུ་མར་གླང་ཐབས་ལྷུང་བ་དང་། དྲི་མ་སྟེ་བཤང་བ་སྨུག་ལ་ནག་པ། ངོ་པོ་སྐམ་ཞིང་རི་དྭགས་ཤ་བའི་རིལ་མ་འདྲ་རྫོག་རྫོག་ཆགས་པ་དང་། ལྟོ་བ་འགྲངས་པའི་དུས་ཀྱང་ན་ལ་ལྟོ་བ་ལྟོགས་པའི་དུས་ཀྱང་ན་བ་ལས་རྒྱག་ལྟོགས་ཀྱི་ཁྱད་པར་མེད་པ། ལུས་གྲང་ཡང་ན་ལ་དྲོས་ཀྱང་ན་སླམ་བྱེད། གནོད་ཟས་རིགས་ཅི་ཡང་མ་བསྟེན་རུང་དོན་མེད་དུ་ན་བ་དང་། སྨན་དཔྱད་སོགས་བྱས་པ་མེད་པར་དྲག་པ། ཕལ་ཆེར་སྟོན་དཔྱིད་གཉིས་ཀྱི་དུས་ན་ཤུགས་ཆེར་ལྷུང་བ་ཡིན་ནོ། །གློས་སུ་ནད་པའི་གདོང་དང་ལྕེ་ལ་བརྟག་ཚེ་ངོ་མདོག་ནག་ལ་མདངས་མི་གསལ་བ། ལྕེ་མདོག་ནག་ལ་སེར་པོར་ཆགས་པ་བཅས་ནི་ཡོང་གི་ཚ་བ་ཧ་ཅང་ཆེ་དྲགས་པའི་རྟགས་དང་། ཁལ་དྲི་མངལ་ཆེ་ཞིང་སོ་དྲེག་ཆགས་པ་ནི་ཕོ་བ་དང་རྒྱུ་མའི་ངོས་ཀྱི་བེ་སྣབས་དང་ཁྲག་སྐྱིགས་དྲོད་ཀྱིས་ཏུལ་ཏེ་བྱུང་བ་ཡིན། ལྕེ་ལ་དྲེག་པ་སེར་པོ་ཆགས་པ་དེ་ནི་ཕོ་མཆིན་རྒྱུ་ཡོང་ལ་ཚ་བ་རྒྱས་པ་དང་ཡང་ན་ཕོ་བ་དང་མཆིན་པར་ནད་ཡོད་པའི་རྟགས་ཡིན་ལ། ནད་པ་ལ་ལའི་འཁྲིས་སུ་བཅར་བའི་ཚེ་ནད་ཀྱི་དྲི་ངན་ཐེབས་ཏེ་སྐྱུགས་སྣང་འདྲེན་པར་བྱེད། སྣང་ཚུལ་དེ་དག་ནི་ནད་ཐོག་ལག་ལེན་སྐབས་དངོས་སུ་འབྱུང་སྲིད་པའི་བདེན་དོན་ཞིག་ཏུ་ངེས།

གཉིས་པ། བྱེ་བྲག་གི་བརྟག་ཐབས་བསྟན་པ།

བྱེ་བྲག་གམ་ཁྱད་པར་གྱི་བརྟག་ཐབས་ལས་སྨུག་པོའི་ནད་མགོ་ལ་བྱེར་ན་མཚོགས་མ་ལྡི་ལ་མིག་གི་ཧུས་པ་ན་ཞིང་སྣ་ཁྲག་མི་ཆོད་པར་འཛག་པ་དང་། སྙིང་ལ་བྱེར་ནས་ནད་གཞི་ཚབས་ཆེན་སྐྱོ་བའམ་ཡང་ན་འདར་བར་བྱེད། དོན་མེད་དུ་སེམས་མི་དགའ་བ། མཚན་མོར་གཉིད་མི་ཁུག་པ། ཚང་འཕྲུང་བའི་དུས་ན་བཟོད་བསྲན་མེད་པར་ན་བ། སྡོད་རྒྱངས་པ། ནད་རྟགས་སྙིང་རླུང་དང་འདྲ་ཡང་དྲོད་བཅུད་ཀྱི་ཟས་དང་མི་བཅས་ཕན་སྐྱིད་ཆེར་མེད་པ་བཅས་ནི་སྙིང་ལ་བྱེར་བའི་ཁྱད་པར་གྱི་རྟགས་ཡིན། གློ་ལ་བྱེར་བའི་ཚེ་ན་རོ་སྡོད་དང་རྒྱབ་གཞོང་ཚ་ལ་ལྡི་བ། མིག་ཧུས་ན་ཞིང་སྣ་ཁྲག་མི་ཆོད་པར་འཛག་པ། ལུད་པ་དང་ཁྲག་མདོག་སྨུག་ལ་ཁམས་པ་ཡུན་རིང་དུ་འབྱུང་བ། སྨན་དང་དཔྱད་བསྟེན་པའི་སྒོ་ནས་བཅོས་སྐྱིད་ཆུང་བ། དྲོད་བཅུད་ཟས་ཀྱིས་ལྷག་པར་གནོད་པའོ། །མཆེར་བར་བྱེར་ན་གཞོགས་གཡོན་ངོས་གཟེར་བ་དང་དྲོད་ཆེ་བའི་ཚེ་ན་དོན་མེད་དུ་ཞེ་འཁུན་བྱེད་ཅིང་གདོང་བའི་མདོག་སྨུག་པོར་འགྲོ་བ། མཁལ་མར་བྱེར་ན་རྐེད་པ་འཁོར་ཞིང་ན་བ་དང་། རྐང་པ་ལྡི་བ། བཀླ་སྲུལ་དང་མཁལ་རྩ་འཕྲིག་ཅིང་འགུལ་སྐྱོད་བྱེད་པ། ཆུ་མདོག་

ཀྱང་དམར་པོར་གྱུར་པ་བཅས་ཡིན། བསམ་སེའུ་ནུ་བྱེར་ན་ཕོ་མོའི་མཚན་མ་ནས་ཁྲག་དང་རྣག་ཆུ་མི་ཆོད་པར་རྒྱུན་དུ་འབབས་པ། དེ་དག་ནི་ལུས་ཟུངས་ནང་དུ་བྱེར་བའི་རྟགས་ཡིན། ཕྱིའི་ཤ་ལྤགས་ལ་བྱེར་བའི་ཚེ་གནས་དེ་གར་ཁོལ་བུར་ན་ཞིང་ཚ་བ་དང་། རྩ་ནུ་བྱེར་ན་རྩ་རྣམས་སྦོས་སམ་རྒྱས་ཏེ་སྦོམ་པོར་ཆགས་པ་དང་། རྩ་ཡི་ཁ་དོག་ནག་ལ་སྨིད་ཅིང་རྩ་ཐོག་ཏུ་སྐྲངས་པའོ། །ཚིགས་ལ་བྱེར་ན་རྐང་ལག་བརྐྱང་བསྐུམ་དཀའ་བ་སྟེ་ན་ཞིང་ཚིགས་མགོ་སྦོམ་པོར་སྐྲངས་པ། ལུས་ལྕི་ཞིང་སྤྱོད་ལམ་དྲག་ཤུལ་བསྟེན་པ་དང་། ཟས་སྐམ་རྡོད་བཅུད་རིགས་ཀྱིས་གནོད་པ་ཆེ་བས་གྲུམ་བུའི་ནད་རྟགས་དང་འདྲ་བར་འབྱུང་སྲིད། སྒལ་ཚིགས་ལ་བྱེར་ན་སྒལ་དཀྱིལ་ན་ཞིང་སྒལ་འདེབས་ཀྱི་བཤུལ་ཤ་འཕྲིག་སྟེ་འགྱུལ་འདར་རྒྱག་པ། ཁ་བྱེ་བ་བཞིན་དུ་ན་བ། བ་ཙོར་ཅིང་བཀན་ན་ཕན་སྣམ་བྱེད་པ་བཅས་ཡིན་ནོ། །

༧. དུས་ཀྱི་ཚ་མ་བཤད་པ།

དུས་ཀྱི་ཚ་མ་ཞེས་ནད་གཞི་འཛུག་པའི་དུས་ཀྱི་རིམ་པ་ལ་དགོངས་ནས་རྣམ་པ་གསུམ་དུ་དབྱེ་ཡོད། དེ་ལྟར་དབྱེ་དགོས་དོན་ནི་ནད་ཀྱི་རྒྱུད་རིམ་ལྕི་ཡང་གི་དབང་གིས་དབྱེ་བ་ཡིན། དང་པོར་ཕོ་བའི་གནས་སུ་ནད་བབས་པ་དེ་ལ་དྲོད་དང་ཚ་བའི་དབང་གིས་ནད་

གཞི་རྒྱས་དུས་སུ་ཆུ་ཚན་དང་ཆུ་སྐྱུར་འགྱུར་བག་ཅན་སྐྱུག་པ་དང་། བར་དུ་ནད་གཞི་སྨིན་པའི་དུས་སུ་མཁྲིས་ཁུ་དང་འདྲ་བའི་སེར་པོ་དང་། རྒྱ་ཚོས་བཤལ་བ་ལྟ་བུ་དམར་སྨུག་སྐྱུག་པ། ཐ་མར་ནད་ཤུགས་ཡོངས་སུ་རྒྱས་ནས་ཁྲག་རུལ་དུད་ཁུ་འདྲ་བར་སྐྱུག་པ་ཡིན།

༢. ཕན་གནོད་བསྟེན་པའི་སྒོ་ནས་བརྟག་པ།

ནད་ཐོག་ལག་ལེན་དང་སྦྱར་ན། འཁྲུགས་སྐབས་སུ་བཅུག་སྟེ་ཡུན་རིང་འགོར་བའི་ཟས་རིགས་དང་། བསིལ་ཆེ་བ་དང་དྲོད་ཆེ་བའི་བཏུང་བྱའི་རིགས་ནི་ནད་རིགས་འདི་ཉིད་ལ་གནོད་པ་ཤིན་ཏུ་ཆེ་བ་ཡིན། ཟས་ཀྱི་ངོ་བོར་བརྟག་པ་ནི། གསར་ཐོག་གི་འབྲུ་དང་། གྲོ་ཡི་ཡོས། རྩམ་པ་དང་གྲོ་ཕྱེ་ཡུན་ལོན་ནས་དྲི་མ་ཅན་དུ་གྱུར་པའི་ཟན་དང་། མར་རྙིང་པར་གྱུར་ནས་ཁ་ཚ་བ་དང་། ཁྲག་གི་ཚོད་མ། དེ་བཞིན་འབྲུ་མར་དང་། ར་ཤ། གནག་ཤ་ཡིན་རུང་རུལ་སུངས་སུ་གྱུར་པ། ཉ་དང་ཕག་པའི་ཤ་རུང་ཟད་རྙིང་ནས་བམ་དྲི་ཕྲོ་བ། ཚང་སྐྱུར་དང་སྒོ་སྐྱ། ཞོ་མ་ལངས་པ། འོ་མ་སྣོན་པ། ཆུ་གྲང་མོ། སྤོ་ངད། ཁེངས་པོའི་ཟས་ལ་སོགས་པ་མདོར་ན་རྙིང་ལ་སྨུམ་ཞིང་ལྗི་བའི་ཟས་དང་བསིལ་དྲོད་དྲགས་པའི་ཟས་ཀྱིས་གནོད་ན་སྨུག་པོའི་ནད་གཞི་ཡིན་པར་གཏན་ཁེལ་བྱེད་ཆོག་པ་ཡིན། གཞན་ཡང་རི་དྭགས་གནའ་བ་དང་། དགོ་བ། བ་ལང་སོགས་ཀྱི་ངོ་བོ་ཡང་ལ

རྒྱབ་པའི་ཤ་གསར་པ་དང་། གྲོ་དང་ནས་འབྲས་སོགས་ལོ་ལོན་ཞིང་རྙིང་པར་གྱུར་པའི་འབྲུ་རིགས་རྣམས་དང་། དེ་བཞིན་སྲན་མ་དང་། བ་ར་མཛོ་སོགས་ཀྱི་ཞོ་དང་དར་བ། ཉ་ཤ་དང་ཕག་ཤ་གསར་བ་སོགས་ མདོར་ ན་ ཟས་ སྣུམ་ ཡང་ ལ་ རྒྱབ་ ཅིང་ བསིལ་ དྲོད་ མཐའ་ གཉིས་སུ་མ་ལྷུང་བ་ངོ་བོ་སྙོམ་པའི་ཟས་རིགས་ནི་འདུས་ནད་སྨུག་པོར་འགྲོད་པའི་ཟས་རིགས་ཡིན།

གསུམ་པ། སྨུག་པོའི་རང་གནས་བཞིའི་བརྟག་ཐབས་བསྟན་པ།

༡. ཚ་བའི་བརྟག་ཐབས་བསྟན་པ།

ཚ་བ་ནི་སྨུག་པོ་དང་མ་ཞུ་བ་སོགས་ཁོང་ནད་ཀུན་གྱི་བབས་གནས་གཙོ་བོ་ཡིན་ཞིང་། ཟས་སྤྱོད་མི་ལེགས་པ་ཙུང་ཟད་ཙམ་གྱིས་ཀྱང་ཁོང་ནད་ཀུན་གྱི་རྒྱུ་ཐོག་མ་རུ་འགྱུར་སྲིད་པས། དུས་དང་རྣམ་པ་ཀུན་ཏུ་ཟས་སྣུམ་བསྟན་ཐབས་ལ་གཟབ་ནན་བྱེད་དགོས། གསོ་རིག་ཡིག་ཚགས་ཁག་ལས་སྨུག་པོ་ཚ་བར་བབས་ཚེ། ནད་འགྱུར་གྱི་ངོ་བོ་དང་རྟགས་ཐབས། དེ་བཞིན་བཅོས་ཐབས་སོགས་བད་ཀན་གྱི་ནད་གཞི་དང་འདྲ་བར་གསུངས་ཡོད། མི་འགྲོད་པའི་ཟས་སྣུམ་གཙོ་བོ་ནི་རུལ་སུངས་ཟས་དང་མ་གོམས་མི་འགྲོད་པ་ཡི་ཟས། རྗེན་

ཟས་དང་ནི་གསར་ཐོག་སེར་ཅན་འབྲུ། བསྟེན་ཚུལ་ལོག་པ་ནི་སྔ་མ་མ་ཞུ་ཕྱི་མ་ཟོས་པ་དང་། བཅོས་ཀྱང་མ་ཚོས་འཇུ་དཀའི་ཟས་མཐའ་དག། དེ་བཞིན་དུ་ད་དུང་བསིལ་སྨན་རིགས་ཡུན་རིང་བར་དུ་བསྟེན་དྲགས་པས་ཕོ་བའི་མེ་དྲོད་བསད་པ་ལས། ཕོ་བ་སྨུག་པོའི་ནད་བསྐྱེད་པ་ནི་གཙོ་བོ་ཟས་ཀྱིས་སྐྱེད་པའི་བརྒྱུད་རིམ་ཡིན་ནོ། །

ནད་རྟགས་ནི་ལྟན་འོག་ཏུ་ན་ཟུག་ཆེ་ཞིང་། མདུན་རྒྱབ་སྦྲགས་ནས་ན་བ། ཚ་ཤར་གཏོང་བ། བྲང་ངོས་སུ་ཚ་བ་ལངས་པ། ཆུ་སྐྱུར་སྐྱུགས་པ། སྐབས་འགར་ནད་གཞིའི་ངོ་བོ་ཇེ་ལྗི་རུ་གྱུར་ཚེ་ཁྲག་ནག་དུད་ཁུ་སྐྱུགས་པ། བཤང་བ་ནག་ཅིང་སྐམ་ལ་ཤ་རིལ་དང་འདྲ་བ། བཤང་ལམ་ནས་འབབ་དཀའ་བ། དུས་མེད་རྒྱུ་རྐྱེན་ཅི་ཡང་མེད་པར་རྒྱུན་དུ་ཟུག་ཆེ་ཞིང་སྣང་ཐབས་ལྡང་བ། ཕོ་བ་སྦྲོས་གཟེར་བྱེད་པ། ལུས་ཤ་ཇེ་སྐམ་དུ་འགྲོ་བ། ཟོས་རྗེས་ན་ལ་འཇུ་དཀའ་བའི་རིགས་དང་ཆང་རྙན་ཆང་གསར་སོགས་བསྟེན་ན་གནོད་པ་ཆེ་བ། ཏ་ཅང་དྲོད་དྲགས་པ་དང་ཀླན་དྲགས་པའི་ཡུལ་དུས་སུ་ནད་ལྡང་དྲགས་པ། མིག་སྤྲིན་དང་ལྕེ་མཆུ་སྐྱ་ལ་མདངས་ཞན་པ་བཅས་སོ། །

（༧）བལྟ་རིག་གི་བརྟག་ཐབས་བཤད་པ། མཐོང་བ་ཡུལ་རིག་གི་བརྟག་ཐབས་ནི་ཕོ་བར་ནད་བྱུང་ཚེ་ལྕེ་མདོག་སྐྱ་ལ་སེན་མོའི་བཀྲ་མདངས་ཉམས་པ། དྲི་ཆུའི་མདོག་སྨུག་ཅིང་དུགས་པ།

འཕར་རྩའི་རྒྱུ་བ་སྟོམ་ཞིང་ཁེངས་ལ་ཀུན་རྩའི་འོག་ཏུ་འཕར་ཤུགས་ཞན་པ།

(༢) གཉོགས་འདེགས་འཕྲུལ་ཆས་ཀྱི་བརྟག་ཐབས་བཤད་པ། ཁྲག་གི་རྒྱུན་སྲོལ་བརྟག་དཔྱད་ནང་འཁོར་བསྐྱོད་བྱེད་པའི་ཁྲག་གི་ལྷང་ཚད་ནི་རྒྱུན་ལྡན་ལྷང་ཚད་ལས་ཇེ་ཉུང་དུ་སོང་ཡོད་པ།

དྲི་ཆུའི་རྒྱུན་སྲོལ་བརྟག་དཔྱད་རྒྱུན་ལྡན་ཡིན་པ། བཤང་བའི་རྒྱུན་སྲོལ་བརྟག་དཔྱད་གབ་ཁྲག་གི་བརྟག་འབྲས་སུ་སྔོན་རྟགས་དཔྱིབས་ཅན་ཏེ་གདགས་རྟགས་(+ + +)འདི་འདྲ་མངོན་པ། ཕོ་ཤེལ་བརྟག་དཔྱད་ལས་ཕོ་བ་དང་ཕོ་བའི་ཟངས་ཚགས་ཀྱི་སྐྱི་ངོས་སུ་གཉན་ཁ་རྒྱས་ཏེ་འབྲུམ་ཐོར་ཕྲན་བུ་དང་ཡང་ན་གཉན་ཚད་ཡོད་པའི་རྨ་རུལ་མང་དུ་ཐོན་ཡོད་དང་པེད་ཚན་གློག་པར་བརྟག་དཔྱད་དུ་ཕོ་བར་སྨུག་པོའི་རྨ་ཡོད་པ་གསལ་པོར་མཐོང་ཐུབ།

ཕུང་གསོན་བརྟག་དཔྱད་དུ་ཕོ་བ་དང་ཟངས་ཚགས་ཀྱི་སྐྱི་ངོས་སུ་ཟངས་ཚགས་དུང་འཁྱིལ་སྲིན་ནར་ངེས་སུ་ཡོད་པ་གསལ་པོར་མཐོང་ཐུབ།

(༣) འབྲུལ་སོ་སེལ་བ། ཕོ་བར་སྨུག་པོ་རྒྱས་ནས་རྫོལ་མ་རྫོལ་བའི་འབྲུལ་སོ་སེལ་ཚུལ་ནི། སྨུག་པོ་རྒྱས་ནས་མ་རྫོལ་བའི་གོང་དུ་ཟུག་གཟེར་དྲག་པོར་ལྡང་བ་དང་། རྫོལ་བའི་རྗེས་སུ་བཤང་བ་ནག་སྨུག་ཐང་ཆུ་ལྟར་འབྱུང་ཞིང་ཟུག་གཟེར་ཅུང་ཟད་སྟོད་པར་འགྱུར་

པ། ཕོ་ཤེལ་གྱི་བརྟག་དཔྱད་དུ་ཕོ་བར་རྨ་རྗོལ་བ་དང་ཁྲག་སྐྱིགས་དུད་ཁུ་འདྲ་ཡར་སྐྱུགས་དང་མར་བཤལ་བའི་ནད་རྟགས་འབྱུང་སྲིད། དེ་ནི་ནད་ངོ་ཤིན་ཏུ་ལྕི་བར་གནས་པ་ཡིན། དུས་ཐོག་ཏུ་མྱུར་སྐྱོབ་ལས་ལ་མ་འབད་ན་ཁྲག་རྗོལ་དྲགས་པས་གསོ་བྱའི་སྲོག་ལ་ཤིན་ཏུ་ཉོལ་ལོ། །

ཕོ་སྨུག་གི་ཁྲག་མདོག་ནི་ནག་ཅིང་སྨུག་ལ་དྲི་མ་ངུགས་པ། གློ་གཅོང་གི་ཁྲག་མདོག་ནི་ཅུང་ཙམ་དྭངས་ཤིང་དམར་ལ་ལྦུ་བ་མང་བ། ནད་རྟགས་སུ་དབུགས་རྫུབ་དཀའ་བ་དང་གློ་བའི་ནད་རྟགས་གཞན་རྣམས་ལྡན་པས་ཤན་འབྱེད་པར་གཅེས།

༣. མཆིན་པའི་བརྟག་ཐབས་བསྟན་པ།

(༡) མཆིན་པའི་ནད་ཀྱི་སློང་རྐྱེན་གཙོ་བོ་ནི་ཆང་རག་དང་དུ་བ། ཡང་ན་ཚ་སྐྱུར་ཟས་སྐོམ་སོགས་བསྟེན་དྲགས་པས་ཕོ་བ་འཇུ་བྱེད་ཀྱི་མཐུ་ཉམས་ནས་སྙིགས་མའི་རང་བཞིན་གྱི་ངན་ཁྲག་དེ་ཉིད་ཕོ་བ་ནས་མཆིན་པའི་གནས་སུ་རྒྱུས་ཏེ། མཆིན་པ་རང་ཉིད་ཀྱི་དུག་སེལ་གྱི་མཐུ་ནུས་དང་། མཆིན་པའི་མཐུན་སྒྲིག་གི་ནུས་པ། དེ་བཞིན་དུ་སིལ་སེལ་གྱི་ནུས་པ་བཅས་ཧེ་ཞན་དུ་གྱུར་ཞིང་། རྒྱུད་བཞི་ལས། མཆིན་པར་གནས་པས་ཁྲག་གི་ནད་དང་འདྲ། །ཞེས་གསུངས་པ་དང་། གཞན་ཡང་གསོ་རིག་དཔྱད་གཞིའི་ཡིག་ཆ་ཁག་

ལས་མཆིན་པ་དང་སྨུག་པོའི་ནད་ཀྱི་གྱུར་ཚུལ་སྐོར་ལ་འདི་ལྟར་བཀོད་ཡོད། སྨུག་པོ་ཞེས་བྱ་བ་ནི། གནས་ས་མཆིན་པ་ལ་གནས་ཏེ། །བསྒོངས་པ་མཆིན་པར་གནས་པའི་ཁྲག་དང་བསྒོངས། །རྒྱུ་བ་མཆིན་པའི་རྩ་ལམ་ནས་རྒྱུ། །ཞེས་གསུངས། ན་ལུགས་ནི་རྩིབ་ལོགས་གཡས་ངོས་སུ་གཟེར་ཞིང་ཕོ་བར་ཟས་མི་འཇུ། ཁྲག་དང་སྨུག་པོ་ལྡན་ལྡིན་སྨུག་པར་བྱེད་པ། ཡང་ན་ཆུ་ཚན་སྨུག་ཅིང་ཕོ་བའི་རྒྱབ་ཕྱོགས་ཀྱི་གཡས་ངོས་སུ་ཚ་ཟུམ་དང་སྐྲངས་སྐམ་བྱེད་པ། སྐོས་སུ་སྐྱོན་དང་དཔྱིད་ཀྱི་དུས་སུ་མཆིན་ཚད་རྒྱས་དྲགས་པའི་དབང་གིས་མཆིན་དྲི་དང་རོ་རྒྱབ་ན་ལ། རྒྱབ་ཀྱི་ཚིགས་པ་བརྒྱད་པ་བཀན་ཞིང་མཉེས་ན་ཕན་སྐམ་བྱེད་པ། མེ་དང་ཉི་མར་བསྡད་དེ་ཟས་སྐོམ་དྲོད་བཅུད་བསྙེན་ཆོ། ཡང་སྐྱུར་མཆིན་པའི་གནས་སུ་མི་བདེ་ཞིང་ཟུག་གཟེར་དྲག་པོར་ལྡང་བ། མཐར་མཆིན་པ་རྒྱས་ནས་ཇེ་ཆེར་སོང་སྟེ་མཆིན་རྒྱུད་དང་མཆིན་འབྲས་སོགས་བཅོས་དཀའ་བའི་ནད་གཞིར་གྱུར་པ་ཡིན། བལྟ་རེག་གིས་བརྟག་ཚེ་མིག་སྤྲིན་དམར་ལ་མཆུ་ཏོ་དང་གདོང་པ་སྨུག་པོར་ཆགས་པ། ལུས་ཀྱི་ཚ་དྲོད་ཆེ་ཞིང་ཁའི་ནང་དུ་དྲི་མནམ་པ། མཆིན་གནས་སུ་ལག་པས་མྱོང་ཚེ་འབུར་འདྲིལ་སོགས་ཐོག་རེག་མེད་པ། ཆུ་མདོག་དམར་ལ་དྲི་མ་དུགས། རྩ་རྒྱུད་སྦོམ་ཞིང་ཁེངས་ལ་ཀན་རྩ་ཞར་བ། མཐར་ཐུག་གསུམ་པ་ཆུ་ཡིས་ཁེངས་ཤིང་རྩ་ཡི་དྲ་བར་ཁྱབ་པ། ན་ཟུག་དྲག་པོ་ལྡང་ཆེ་ཕལ་

ཆེར་བཅོས་ཐབས་སྤྱང་བ་ཡིན།

(༢) གཞོགས་འདེགས་ཀྱི་བརྟག་ཐབས་བཤད་པ། དཔྱད་དུ་མཆིན་ནུས་ཉམས་ཏེ་SGPTསོགས་མཐོ་རུ་སོང་ཡོད། སྐབས་འདིར་སླེབས་དུས་དེང་རབས་གསོ་རིག་གིས་ནད་རྒྱུ་ཁྲག་ངན་ཡིན་པར་མི་འདོད། ཁྲག་དང་གསོན་ཕུང་སོགས་ལ་བརྟག་དཔྱད་བྱེད་དེ་མཆིན་ནད་སྡིག་པོ་ཀན་ཉེན་ཏ་(肝硬化)ཟེར་བར་ངོས་འཛིན་བྱེད་པ་ཡིན།

༣. རྒྱུ་མའི་བརྟག་ཐབས་བསྟན་པ།

(༡) རྒྱུ་མར་གསོག་པའི་བེ་སྣབས་དང་ཟས་རོ་སོགས་ཁྲག་མཁྲིས་དང་བསྡོངས་ནས་ནད་དུ་འགྱུར་བ་ལ་སྨུག་པོ་རྒྱུ་མར་བབས་པར་ངོས་འཛིན་བྱེད་དགོས། གསོ་རིག་རྒྱུད་བཞི་ལས། རྒྱུ་མར་གནས་པས་མཁྲིས་པའི་ནད་དང་འདྲ། །ཞེས་གསུངས། ཚོ་སྐྱུར་རུལ་སུངས་ཟས་ཀྱིས་བསྐྱལ་བས་རྒྱུ་མའི་གནས་སུ་སྨུག་པོ་སློང་བ་ཡིན་ཞིང་། ནད་རྟགས་སུ་ལྟེ་བའི་མཐའ་འཁོར་ན་ཞིང་འགྱུ་བ་སྟེ་གཡོ་འགུལ་བྱེད་པའི་ཉམས་ཡོད་པ་དང་། ཡང་ན་འདྲིལ་ནས་ན་བ། མིག་སྒྲིབ་དང་དྲི་ཆུ་སེར་པོར་གྱུར་པ། སྨུག་པོ་རྒྱུ་མའི་གནས་སུ་རྫོལ་བར་གྱུར་ཚེ་ཁྲག་ནག་བོངས་ཆེན་པོ་མར་དུ་བཤལ་བ་མཆིས། གནས་ཀྱི་དབང་གིས་ཡར་སྐྱུགས་པ་ཉུང་ཙམ་དགོན། ཁྲག་དང་

མཁྲིས་པ་དྲོད་ཆེ་བའི་དབང་གིས་བཤད་པ་སྐམ་པོ་མདོག་ནག་ལ་སྨུག་པ་ཤ་བའི་རིལ་མ་འདྲ་བྱུང་བ་ཡིན། དེ་ནི་སྨུག་པོ་རྒྱུ་མར་བབས་པའི་མི་འགྱུར་བའི་རྟགས་ཁོ་ན་ཡིན། བེ་བྱུམ་ནག་པོ་ལས། རྒྱུ་མ་ནང་འཁྲིལ་འཐྲབ་པ་འདྲ། །དྲི་མ་ཁྲག་ཟན་འདྲ་བ་འོང་། །སྐབས་སུ་ཁྲག་སྐམ་བག་རེ་འབྱུང་། །ཞེས་དང་། ཡང་གསོ་རིག་དགོས་པ་ཀུན་འབྱུང་ལས་རྒྱུ་མ་སྨུག་པོའི་འབབ་ཡུལ་ཡིན་པ་དང་ནད་རྟགས་སོགས་འགྲེལ་པ་གཞན་དང་མི་འདྲ་བ་བཀོད་ཡོད་དེ། སྨུག་པོ་རྒྱུ་མར་གནས་པ་ལ་བད་ཀན་ལྕང་ཁུ་ཞེས་མིང་བཏགས་ཡོད་པ་དང་། དེའི་གནས་ས་ནི་རྒྱུ་མའི་ཁྲག་རྩ་ལ་གནས། བསྡོངས་པ་རྒྱུ་མའི་ཁྲག་རྩ་ལ་གནས་པའི་ནད་དང་བསྡོངས། རྒྱུ་བ་རྒྱུ་མཁྲིས་ཀྱི་རྩ་ལམ་ནས་རྒྱུ། ན་ལུགས་ནི་གཟེར་བ་རྒྱུ་མའི་ལམ་ནས་གཟེར། ཕོ་བར་ཟས་མི་འཇུ། ཁང་ལག་གཟུགས་པོ་སྐྱོང་། སྐབས་སུ་རྩ་ཆུ་སྡོམ་པ་སླམ་དུ་བྱེད། གཟུགས་པོ་སྐྱོ་ལ་སྐམ། སྨན་པ་ཕལ་ཆེར་གྱིས་དུག་ཏུ་མིང་འདོགས། ཞེས་བརྗོད་ཡོད་པ་དང་། དངོས་སུ་ལག་ལེན་གྱི་ཁྲོད་དུ་ཚང་རག་དང་བསིལ་ཟས་རིགས་གློ་བུར་བའི་སློང་རྐྱེན་དུ་གྱུར་ཏེ་རྒྱུ་མར་ཁྲག་རྡོལ་བ་དང་། རྒྱུན་འགག་པ་སོགས་ནད་རིགས་དུ་མ་འབྱུང་སྲིད། རྩའི་ངོ་བོ་གྲིམས་ལ་སྦྲོམ་ཁེངས་ཀན་རྩ་ཞར་བ། དྲི་ཆུ་དམར་སེར་ལྷུ་བ་ཕྲ་ལ་སངས་རྐྱེན་པ། མིག་སྤྲིན་སེར་བ། ལྕེ་སྟེང་དུ་བད་ཀན་སྐྱ་སེར་ཆགས།

（༢）གཉོགས་འདེགས་འཕྲུལ་ཆས་ཀྱི་བརྟག་ཐབས། དཔྱད་དུ་རྒྱ་མའི་ནང་སྐྱིའི་ངོས་སུ་གཉན་ཚད་རྒྱས་ཡོད་པ་དང་། ནད་རྒྱུའི་དབང་གིས་ཏུལ་མྱུག་གི་རྣམ་པར་གྱུར་ཏེ་རྨ་འབྲུམ་ཆུང་ཆུང་ཡང་གསལ་པོར་མཐོང་ཐུབ། ཟུངས་ཁྲག་ལ་བརྟག་དཔྱད་བྱས་ཚེ། ཁྲག་རིལ་དཀར་པོའི་གྲངས་ཀ་རྒྱུན་ཚད་ལས་ཅུང་ཙམ་མཐོ་རུ་འཕར་ཡོད། བཤང་བ་འགག་སྐེ་གཅེའུ་སོགས་ཀྱིས་ཕྱི་རུ་འབྱིན་དགོས།

༤. ཕོང་གའི་བརྟག་ཐབས་བསྟན་པ།

（༡）ཕོང་དུ་སྨུག་པོ་བབས་པའི་རྟགས་ནི། ལྟེ་བའི་གོང་འོག་དང་གཡས་གཡོན་གྱི་གནས་སུ་མི་བདེ་བར་ན་ལྷང་ངེར་འདུག་པ་དང་། ཡང་ན་སྦོ་འཁྲིག་བྱེད་ཅིང་ཧུར་བ་དང་། ཕོང་ནི་རླུང་གི་གནས་ཡིན་པས་དགོང་མོ་དང་དེ་བཞིན་ཟས་སྐྱམ་རོ་སྐྱུར་བའི་རིགས་བཟའ་བ་དང་བཏུང་བའི་དུས་ན་ཁྱད་པར་དུ་སྦོ་བ། ཐུར་རླུང་སྟེ་འོག་རླུང་ཤིན་ཏུ་མང་བར་བྱུང་ཞིང་དྲི་ངན་བྲོ་བའི་ནད་རྟགས་ཅི་རིགས་ཐོན། མདོར་ན་གནམ་གཤིས་དང་གྱོན་གོས་སོགས་དྲོད་ཀྱི་རིགས་བསྟེན་ན་ཅུང་ཙམ་བདེ་བར་མངོན་ཞིང་འཕྲོད་པ་དང་། བསིལ་ཞིང་གྲང་བའི་རིགས་ཀྱིས་གནོད་པར་བྱུང་བ་ནི་མི་འགྱུར་བའི་རྟགས་སོ། །རྩ་ཡི་རྒྱུད་ཕྲེང་སྦོམ་ལ་རྐྱལ་བ་སྟེ་མནན་མི་བཟོད་པ། དྲི་ཆུ་དཀར་སེར་དྭངས་ཤིང་ཤུ་བ་ཆེ་ལ་སངས་སྐྱེན་པ།

ཀྱུ་ཡ་དང་སྲིས་མ་སྲབ་པ། ལྐེ་མདོག་དམར་ཞིང་སྐམ་པའོ། །

（༢）གཞོགས་འདེགས་འཕྲུལ་ཆས་ཀྱི་བརྟག་ཐབས། དཔྱད་དུ་ཟུངས་ཁྲག་རྒྱུན་ཚད་ལས་ཉུང་ཙམ་དམའ་བ། བཤང་བར་གབ་ཁྲག་མངོན་པ། ཕུང་གསོན་བརྟག་དཔྱད་ལ་སོང་ཕུག་ཏུ་རྨ་རུལ་ཡོད་པ་དངོས་སུ་མཐོང་ཐུབ།

བཞི་པ། སྨུག་པོའི་ཁྱད་པར་མི་འགྱུར་བའི་རྟགས་བསྟན་པ།

བད་ཀན་སྨུག་པོའི་རྟགས་ཐབས་ཀྱི་སྐབས་སུ་ཁྲག་རྫོལ་བ་དང་དྲི་མ་ནག་སྨུག་སྐམ་པོར་ཆགས་པ་ནི་སྨུག་པོའི་ཁྱད་པར་མི་འགྱུར་བའི་རྟགས་ཡིན། ཡིན་ནའང་དངོས་སུ་ནད་ཐོག་ལག་ལེན་གྱི་སྐབས་སུ་འདུས་ནད་སྨུག་པོ་གཅིག་པུ་མ་ཡིན་པའི་ནད་རིགས་གཞན་དག་དང་། ཡང་ན་ཟས་སྤྱོད་བསྟེན་ཚུལ་མ་འདྲ་བའི་དབང་གིས་དྲི་མ་སྐམ་པོར་གྱུར་པའི་རྟགས་གང་ཅི་སྙེད་ཅིག་མཐོང་ཐུབ་ཡིན། ནད་རྟགས་དེ་རྣམས་ལ་དངོས་སུ་བརྟར་ཤ་གཅོད་མ་ཐུབ་ན་ནད་གཞི་ངོས་འཛིན་དང་སྨན་བཅོས་ལག་ལེན་སྐབས་ནོར་འཁྲུལ་མི་ཉུང་བ་འབྱུང་སྲིད། དེའི་ཕྱིར་སྨུག་པོའི་ནད་ཀྱི་མི་འགྱུར་བའི་རྟགས་ཏེ་དྲི་མ་ནག་སྨུག་འབྱུང་ཚུལ་རྣམས་གཤམ་དུ་རགས་ཙམ་དབྱེ་ནས་གསལ་པོར་བརྗོད་ཡོད།

༧. མེ་དྲོད་མཁྲིས་པས་དྲི་མ་སྐམ་པོར་གྱུར་ཚུལ།

མའི་ལུས་ཁམས་ཀྱི་དྲོད་ཆ་ཤས་ཀྱི་མཚོན་བྱེད་མེ་དྲོད་མཁྲིས་པ་འདི་ཉིད་དུས་ཀྱི་དབང་གིས་དགུན་ཁ་དང་སྟོན་མཇུག་གི་ནམ་ཟླའི་དུས་སུ་རང་བཞིན་གྱིས་འཕེལ་ཆེ་བ་དང་འབར་དྲགས་པ་ཡིན། གལ་ཏེ་སྐབས་དེ་དུས་རྒྱུན་དུ་ཧྥོ་སྐྱ་བསྟེན་པ་དག་གིས་ཟས་སྐོམ་དྲོད་བཅུད་བཟའ་དྲགས་ན། མེ་དྲོད་མཁྲིས་པ་དེ་ཉིད་རླུང་གིས་སྦར་ནས་དྲོད་ཁམས་ཀྱི་ནུས་པ་ཆེར་རྒྱས་ཏེ་དྲི་མ་སྐམ་པོ་ཤ་རིལ་ལྟར་ཆགས་པ་ཡིན། རྟགས་འདི་ནི་ནད་རྒྱུ་སྨུག་པོས་སྐྱེད་པ་མ་ཡིན་ཞིང་འཇུ་བྱེད་མཁྲིས་པ་དེ་ཉིད་ཆེར་འཕེལ་བའི་དབང་གིས་འབྱུང་བ་ཡིན་པར་ཤེས་དགོས་སོ། །ལེགས་བཤད་གསེར་རྒྱན་ལས། མེ་དྲོད་མཁྲིས་པ་དེ་རླུང་གི་གནས་སུ་གྱུར་ནས་ཕོང་བ་སྒྲ་ཞིང་འཁྲིག་པ་དང་། རྟུག་པ་སྐམ་པོར་གྱུར་པའི་རྟགས་མང་དུ་འབྱུང་ཞིང་། དེ་ལ་གཉེན་པོར་ཤ་ཆང་བུ་རམ་སོགས་དྲོད་བཅུད་ཀྱི་ཟས་ཟོས་པའི་རྗེས་སུ་བདེ་བར་མངོན་ནོ། །ཞེས་ཟས་སྐོམ་བསྟེན་ཚུལ་གྱི་སྒོ་ནས་བད་སྨུག་གི་བཤང་བ་དང་དང་འགལ་ཟླ་ཡོད་པ་ཤན་འབྱེད་པར་གསེས། དེ་བཞིན་གཞང་འབྲུམ་གྱི་ནད་གཞི་ཅན་ལ་བཤང་ལམ་དུ་བཙན་གྱིས་གཅེའུས་བསྣད་པ་དང་། རྐ་དང་གཡག་ལ་སོགས་པའི་ཞོན་པར་ཡུན་རིང་བཞོན་པས་ཐུར་སེལ་རླུང་འཁྲུགས་པ་དང་། མདོར་ན་གོང་གི་རྐྱེན་སྣ་ཁག་གིས་བཤང་བ་ཕྱིར་འདོར་མ་ཐུབ་པར་

ཡུན་རིང་འགག་སྐྱེ་ཕྱོ་བར་ཟུག་གཟེར་ཆེ་ལ་གཅིན་མང་ཞིང་བཤང་བ་ཞུང་བ། མདོག་སེར་ལ་སྐམ་པ་ཤ་རིལ་ལྟ་བུ་བྱུང་བ། ནད་པ་ལ་ལར་ཡང་བྱང་ཁོག་སྟོད་སྨད་དུ་འབྲས་ནད་བྱུང་བའི་སྐབས་སུ། རྒྱ་མོང་གི་གནས་མནན་ཏེ་བཤང་བ་དུས་ལྟར་འདོར་མ་ཐུབ་པར་སྐམ་ལ་ཤ་རིལ་འདྲ་གོང་གི་ནད་རྟགས་ཀྱང་བྱུང་བ་ཡོད།

༢. ཟས་ཀྱི་དབང་གིས་བཤང་བ་སྐམ་པོར་གྱུར་ཚུལ།

ཟས་སྐོམ་བསྟེན་ཚུལ་དབང་གིས་དྲི་མ་སྐམ་པོར་གྱུར་པ་ནི་ནད་ཀྱི་དབང་གིས་མ་ཡིན་ཞིང་། དེ་ནི་གཙོ་བོར་ཁ་ཟས་ལ་ཁྲག་རྒྱུ་དང་ཁྲག་ཚོད་འོ་མ་སོགས་བཅུད་ཆེན་པོའི་རིགས་རྣམས་ལྷན་དུ་བསྟེན་པས་བཤང་བ་སྐམ་པོ་མདོག་ནག་ལ་ཤ་རིལ་འདྲ་ཆགས་པ་ཡིན། ནད་པ་ལ་ལར་ནད་ཁང་དུ་བསྡད་པའི་སྐབས་སུ་ཟླ་ཤེལ་དང་དྭགས་པོའི་སྨན་ནག་སོགས་ཡུན་རིང་བར་བཏང་བས། སྨན་དང་ལུས་ཟུངས་འདྲེས་ནས་རྒྱུ་མའི་བཅུད་འཐེན་གྱི་ནུས་པ་ཉམས་ཏེ་སྨན་གྱི་ཁ་དོག་བཤང་བར་འགོས་པ་དང་། སྐོམ་གྱི་རིགས་བསྟེན་ཉུང་བ། སྨན་གྱི་བཙན་ཐབས་ཀྱིས་རྟུག་པ་ཁོག་ཏུ་གསོགས་ནས་ཕྱིར་འབྱིན་མ་ཐུབ་པ་བཅས་ཀྱིས་བཤང་བ་སྐམ་པོར་གྱུར་པའང་ཡིན།

༣. གནས་སྐབས་སྤྱོད་ལམ་གྱིས་དྲི་མ་སྐམ་པོར་གྱུར་ཚུལ།

སྤྱོད་ལམ་ལོག་པར་བསྟེན་པ་སྟེ་བཤང་བ་ཤུགས་ཀྱིས་བཀག་པ་དང་བཙིར་བ། ཐུར་སེལ་རླུང་འཁྲུགས་ཏེ་གྱེན་དུ་ལོག་པ། ཉེས་པའི་ལས་ཚུལ་བཞིན་བྱེད་མ་ཐུབ་པ་སོགས་འཕེལ་ཟད་ཀྱི་རྒྱུ་རུ་གྱུར་ནས་འཛུ་བྱེད་མེ་དྲོད་སོགས་ལ་གནོད་པ་དང་། གཞན་ཡང་སེམས་ལས་ཆེ་བ། སྤར་འགྲོ་མ་སྦྱོང་བའི་ཡུལ་གྲུ་གཞན་དུ་ཚ་གྲང་ཆེ་སར་བསྡད་པ། ས་ཆུམ་འཁྱོད་པ། ཁ་ཟས་ཉུང་ངུ་བསྟེན་པ་བཅས་ཀྱིས་གོང་གི་ནད་རྟགས་འདི་བསྐྱེད་སྲིད། མདོར་ན་བད་ཀན་སྨུག་པོའི་མི་འགྱུར་རྟགས་ལ་མན་ངག་རྒྱུད་ཆེན་སོགས་ལས་གསུངས་ཚུལ་ནི། ཁྲག་གི་གནས་གྱུར་སྨུག་པོའི་རྒྱུ་བྱས་ཏེ། །དྲི་མ་ནག་སྨུག་སྐམ་ལ་ཤ་རིལ་འདྲ། །ཞེས་གསུངས། འོན་ཀྱང་སྨུག་པོའི་ནད་གཞི་ཁོ་ན་ལ་མཚོན་ན། ནད་རྒྱུ་ཁྲག་སྐྱིགས་གཅིག་པུ་རྐྱང་རྐྱང་མ་ཡིན་པའི་རྐྱེན་གཞན་འཛོམས་ཡོད་པ་ལག་ལེན་དང་གཞུང་མཆན་དུ་མས་བརྟར་ཞ་བཅད་ནས་གསལ་པོར་གསུངས་ཡོད། རྒྱུ་རྐྱེན་གཞན་གྱིས་བཤང་བ་སྐམ་པོར་གྱུར་ཚུལ་དང་དེའི་རྣམ་གྲངས་སོགས་གོང་དུ་རགས་རིམ་ཙམ་སྣོང་ཟིན། ཕྱིར་དེ་དག་གི་ཐུན་མོང་གི་ཁྱད་ཆོས་ཏེ་དྲི་མ་རྡོག་རྡོག་ཤ་རིལ་འདྲ་ཆགས་ཚུལ་འདྲ་ཡང་། གྱུར་ཚུལ་གྱི་རྒྱུ་རྐྱེན་དང་ནད་གཞིའི་ངོ་བོ་ཐ་དད་ཡིན་པ་སེམས་ལ་ངེས་དགོས། ཁྱད་པར་དུ་སྨུག་པོའི་ནད་ཀྱི་དྲི་མ་རྡོག་རྡོག་ཆགས་སྟངས་ནད་གཞི་

གཞན་དང་མི་འདྲ་ཚུལ་ནི། བཤང་བར་གབ་ཁྲག་ཡོད་མེད་དང་དེའི་ཁ་དོག་ལ་བརྟག་ན་གསལ་བར་ཤེས་ཐུབ། སྐྲུག་པོའི་ནད་གཞི་ཅན་གྱི་བཤང་བར་ཞིབ་ཏུ་བརྟག་ཚེ། ཁྲག་གི་ཤད་རིལ་བཤང་བའི་ཕྱི་ནང་དུ་གསལ་པོར་མཐོང་ཐུབ་པ་དང་། སྐྲུག་པོའི་རང་གནས་པོ་རྒྱུ་ལོང་གསུམ་གྱི་གབ་ཁྲག་གི་མི་འདྲ་ས་ཡང་ཡོད་དེ། དེའི་ཤེན་འགྱེད་ཚུལ་ནི་མ་ཞུའི་གནས་པོ་བར་རྒྱས་ན་ཁྲག་དང་བད་ཀན་རུལ་ཏེ་བཤང་བའི་ནང་ལ་བེ་སྣབས་ཀྱི་རྣམ་པ་ཅུང་ཙམ་ཆགས་ཡོད་པ་དང་། ལོང་དུ་རྒྱས་ན་རླུང་གནས་ཀྱི་དབང་གིས་སྔོ་ཞད་ཅུང་ཙམ་ལྡན་པ། རྒྱུ་མར་རྒྱས་ན་མཁྲིས་ཁུ་དང་འདྲེས་ནས་སེར་ཞད་ཅན་ཅུང་ཙམ་ཡོད་པ་བཅས་སོ། །ནུབ་ལུགས་གསོ་རིག་གིས་པོ་ཤེལ་དང་གཞོགས་འདེགས་འཕྲུལ་ཆས་ལ་བརྟེན་ནས་པོ་བ་དང་རྒྱུ་ལོང་གང་གི་གནས་སུ་རྨ་རྡོལ་ཡོད་མེད་ལ་བརྟག་པ་ལས་བཤང་བའི་གབ་ཁྲག་ལ་དོ་སྣང་བྱེ་བྲག་ཏུ་མི་བྱེད། ཟགས་ཁྲག་མངོན་ཚེ་ནད་གཞི་ཚབས་ཆེན་དུ་བསྒྲེས་ཏེ་མི་གཞན་གྱི་གསོན་ཁྲག་ནད་པའི་ལུས་སྟེང་ལ་འདྲེན་པ་དང་། ཁྲག་གཅོད་སོགས་སྨྱུར་སྐྱོབ་ཀྱི་ལས་ལ་འབད་པ་ཡིན།

ལེའུ་བདུན་པ། སྨུག་པོའི་ནད་ཀྱི་བཅོས་ཐབས་བསྟན་པ།

སྨུག་པོའི་ནད་ཀྱི་བཅོས་ཐབས་བསྟན་པ་ལ། ཕྱི་ཡི་སྒོ་ནས་བཅོས་ཐབས་དང་བྱེ་བྲག་གི་སྒོ་ནས་བཅོས་ཐབས། སྔོས་སུ་བོད་ཀྱི་ཟུང་འབྲེལ་གྱི་སྒོ་ནས་སྦྱོང་ཚོར་གཞིབ་བསྡུར་བྱེད་པའོ། །

དང་པོ། ཟས་སྤྱོད་སྨན་དཔྱད་བཞི་ཡི་སྒོ་ནས་བཅོས་ཐབས་བསྟན་པ།

༡. ཟས་ཀྱི་སྒོ་ནས་བཅོས་ཐབས་བསྟན་པ།

(༡) སྨུག་པོ་ཚ་རྒྱེན་བཅོས་པའི་ཟས། སྨུག་པོ་ཚ་རྒྱེན་བཅོས་པའི་ཡིག་ཆུང་ལས། ནད་རྒྱུ་འཁྲམ་ཁྲག་དང་མཚོན་ཁྲག་ཟས་ཚ་སྐྱུར་གྱི་རིགས་ནི་ངན་ཁྲག་འཕེལ་བྱེད་ཀྱི་རྒྱུ་གཙོ་བོ་ཡིན་པ་མ་ཟད། ཟས་རིགས་དེ་དག་ཁོང་དུ་སོང་ཚེ་མེ་ཐོག་ལ་སྣུམ་བསྣན་པ་ལྟ་བུའི་ནུས་པ་སྟེ་མིག་མཐོང་ལག་སོན་དུ་སྣང་ཐུབ། ལམ་སངས་ལུས་ཁམས་ཀྱི་འགྱུར་བ་དཀྲུགས་ཏེ་ནད་གཞིའི་ངོ་བོ་ཏེ་ལྡི་དང་།

ངན་ཁྲག་ཇེ་མང་དུ་འགྱུར་འགྲོ་བས་ཐོག་མཐའ་བར་གསུམ་དུ་གཅེས་པར་འཛོམས་དགོས་པ་གསུངས་ཡོད། དེ་ཕྱིར་སྐྲག་པོའི་ཚ་རྒྱིན་ལ་གནོད་ཆེ་བ་ནི་ཚ་སྐྱུར་ཟས་དང་རྩུལ་སུངས་རིགས་ལ་ཤིན་ཏུ་འཛོམས་དགོས་པ་དང་། ཕན་ཆེ་བ་ནི་ངོ་བོ་བསིལ་དྲོད་སྙོམས་པ་བསྟེན་པར་གཅེས། ཉ་དང་ཕག་པའི་ཤ་ལ་སོགས་སེམས་ཅན་གང་ཡང་ན་ཚོད་དར་ལ་བབ་ཅིང་ནད་མེད་པ་གྲ་མའི་ཤ་སྟེ་ཤ་ཡག་པོའི་ཤ་གསར་དང་། མཛོ་མོ་ཡི་ཞོ་དང་དར་བ། དབྱར་སྟོན་ཤ་ཤེད་རྒྱས་ཤིང་ངོ་བོ་བསིལ་ཡང་ལྷན་ཚད་སེལ་ནུས་པའི་གཉའ་བ་དང་། དགོ་བ། བ་ལང་གི་ཤ་དང་། སྲན་མ་དང་། ཇ་དང་བསྐོལ་གྲང་ཆུ་ལ་སོགས་པ་ནི་སྐྲག་པོ་ཚ་བ་རྒྱས་པའི་སྐབས་ཀྱི་ཕན་ཟས་སུ་བཤད་པ་ཡིན། ཁ་ཟས་དྲོད་བཅུད་ཆེ་དྲགས་པ་དང་སྤྱོད་ལམ་དྲག་ཤུལ་གྱི་རིགས་ནི་དུས་ཀུན་ཏུ་སྤང་བར་བྱ་དགོས།

(༢) སྐྲག་པོ་གྲང་རྒྱིན་བཅོས་པའི་ཟས། རྒྱུན་འབབ་ཀྱི་གཙང་པོར་གནས་པའི་ཉ་དང་རྐོད་གཡག་ཅེས་རབ་བྱུང་ན་འབྲོང་གཡག་དར་མ་དང་། མ་བྱུང་ན་ཡུལ་འབྲོང་སྟེ་གཡག་ཐུག་པོའི་ཤ་དང་། མཐོ་སྒང་གི་ལུག་ཤ་གསར་པ་དང་ཆང་གསར་འཇམ། སྐམ་སའི་འབྲུས་བཟོས་པའི་ཟན་དྲོན་མོ་ལ་སོགས་པ་ནི་སྐྲག་པོ་གྲང་རྒྱིན་དང་། སྐྲག་པོ་གབ་པ་བཅས་ལ་ཕན་པའི་ཟས་སུ་བཤད་པ་ཡིན། དེ་མིན་ཁ་ཟས་འཇུ་དཀའ་བའི་རིགས་དང་། ལྕི་བའི་རིགས།

བསིལ་བའི་རིགས་རྣམས་ནི་ལོ་དུས་བར་དུ་སྤྱང་དགོས་སོ། །

（༣）ནུབ་ལུགས་གསོ་རིག་གི་ཟས་སྐོམ་བསྟེན་ཐབས།

དེང་སྐབས་འཛམ་གླིང་ཡོངས་དང་སྒོས་སུ་ཚན་རྩལ་དར་ཁྱབ་ཆེ་བའི་ནུབ་ཕྱོགས་རྒྱལ་ཁབ་རྣམས་ལ་མཚོན་ན། ནད་གཞི་ཆེ་ཆུང་ཅི་འདྲ་ཞིག་བྱུང་རུང་ཐོག་མར་ཟས་སྐོམ་གྱིས་ནད་གཞིའི་འཕེལ་ཟད་སྐྱོམས་ནས་ཐ་མལ་ལས་ལ་བརྩོན་པ་དང་། ཐབས་ཡོངས་སུ་ཟད་ནས་འུ་ཐུག་ན་མ་གཏོགས། ཐོག་མ་ཉིད་ནས་སྨན་དཔྱད་ཀྱི་བཅོས་ཐབས་བསྟེན་པ་ལ་དགའ་པོ་མི་བྱེད། ཕྱི་ལུགས་གསོ་རིག་གིས་ཟས་སྐོམ་བསྟེན་ཏེ་ནད་གཞི་གསོ་ཚུལ་ནི་རང་རེ་བོད་ལུགས་གསོ་རིག་དང་བསྡུར་བཤིབས་བྱས་ན་ཤིན་ཏུ་འཕྱི་པོ་ཡིན་ཏེ། ལོ་རབས་ཉི་ཤུའི་དུས་འགོ་སྟེ་༡༩༠༡ལོ་ཡས་མས་སུ་དབྱིན་ཇིའི་རྒྱལ་ཁབ་ཀྱི་གསོ་རིག་མཁས་ཅན་མ་འར་ཁེ་ཟེར་བས《ཟས་སྐོམ་གྱིས་ནད་གཞི་བཅོས་ཐབས》ཞེས་པའི་སྨན་དཔེ་ཞིག་གི་ནང་དུ་འཁོད་འདུག། དེ་ནི་ནུབ་ལུགས་གསོ་རིག་གི་ཟས་སྐོམ་བསྟེན་ཐབས་སྐོར་གྱི་དཔེ་དེབ་སྔ་ཤོས་ཡིན། དེ་ནི་མ་འར་ཁེ་ཟེར་བ་དེས་ལོ་བཅུ་ལྷག་གི་རིང་དུ་གསོ་བཅོས་ཀྱི་ཉམས་མྱོང་རྣམས་ཕྱོགས་སྡོམ་བྱས་པ་ཡིན་པར་བརྗོད་ཡོད། དེའི་ནང་དོན་གཙོ་བོ་ནི་ཟས་སྐོམ་སོགས་ཕན་ཚུན་བསྡོལ་སྡེབ་བྱས་ཏེ་ཉིན་རེར་ཟས་རིགས་བོངས་ཚད་ཆུང་གྲངས་མང་བར་བསྟེན་ཐབས་ལ་ཆེ་བ་བརྗོད་པར་མངོན། བདེ་སྐྱིད་བྱེད་པའི་ཟས་

སྐྱམ་ནི་མང་ཆེ་ཤོས་འོ་མ་དང་། བྱ་སྒོང་། མར་སོགས་ཡིན་ཏེ། ཟས་རིགས་འདི་དག་བསྐྱེན་ཚེ་ཕོ་སྐྱུར་དང་ཕོག་ཐུག་ཆུང་བར་བརྗོད་ཡོད། རྒྱུ་མཚན་ནི་ཟས་སྐྱམ་འདིའི་རིགས་མཁྲིས་པ་འཇུ་བྱེད་ཀྱི་གནས་སུ་སླེབས་རྗེས་ཕོ་བའི་སྐྱུར་ཁུ་དང་འཕྲད་རྗེས། དེའི་ངོ་བོ་ཇེ་སླ་རུ་གཏོང་ཐུབ་པ་མ་ཟད། སྐྱུར་འཇོམས་ཀྱི་ནུས་པ་ཡོད་པར་བཤད་ཡོད། འདི་ནི་རང་རེ་བོད་སྨན་གྱི་བཅོས་ཐབས་སྐོར་ལས་སྨུག་པོ་ཚ་རྒྱེན་གྱི་བཅོས་ཐབས་དང་ཅུང་ཙམ་མི་མཐུན་པར་སྣང་ངོ་། །དེ་ནས་༢༠༠༥ལོར་ཨོ་སྟུ་ཁྲེ་ལི་ཡའི་ལྷོ་ལོང་དང་མ་ཞེ་འར་རྣམ་གཉིས་ཀྱིས་བལྟ་ཚུལ་གསར་བ་བཏོན་པའི་དཔེ་དེབ་ཏུ་སྨུག་པོའི་ཟས་སྐྱམ་བསྐྱེན་ཐབས་སྐོར་རང་རེ་བོད་ལུགས་གསོ་རིག་དང་ཅུང་ཙམ་མཐུན་ཞིང་དེར་རིན་ཐང་ལྡན་ཚོགས་ཡོད་པར་བསམ། དེ་ནི་བཟའ་བཏུང་ཅིའི་རིགས་བསྐྱེན་དུས་ཏམ་བཟའ་ཏམ་འཐུང་མི་བྱེད་པར་ག་ལེར་ངང་ཞིབ་མོར་ལྡད་དེ་མིད་པ། དེ་ལྟར་བྱས་ན་འགྲམ་ཆུ་མང་དུ་ལྡང་བས་ཕོ་སྐྱུར་གྱི་ངོ་བོ་ཇེ་སླ་རུ་གཏོང་ཐུབ་པ་དང་། ཞོར་དུ་ཕོ་ལོང་ནང་ངོས་ཀྱི་སྐྱི་མོའི་ཚགས་ཇེ་དམ་དུ་གྱུར་ཏེ་རང་བཞིན་སྐྱུར་འགོག་གི་ནུས་པ་མཐོར་འདེགས་དང་སྲུང་སྐྱོབ་བྱེད་ཐུབ་པར་བརྗོད། དུས་ཐོག་ལྟར་ཁ་ཟས་བསྐྱེན་ན་རྒྱུ་ལོང་འགུལ་སྐྱོད་ཀྱི་བྱེད་ལས་རྒྱུན་བསྲིང་བྱེད་ཐུབ་པ། སྨུག་པོ་རྒྱས་པའི་སྐབས་སུ་བོངས་ཚད་ལེན་གྲངས་མང་པོར་ཟས་སྐྱམ་ཉིན་

རེར་ཐེངས་བཞི་ནས་ལྔའི་བར་བསྟེན་དགོས། ནད་སྟོབས་ཇེ་ཞན་དུ་གྱུར་དུས་ཟས་སྐོམ་རྒྱུན་ལྡན་དུ་སྤྱོད་ཆོག། རྒྱུན་ལྡན་འཚོ་བའི་ཁྲོད་ཁ་ཟས་སྐྱ་དྲགས་པ་དང་སྣུམ་ཆེ་དྲགས་པ་མ་ཡིན་པར་ཟས་སྐོམ་ཕན་ཚུན་བསྡོམས་ཏེ་བསྟེན་པ། མཚན་མོ་དང་ཉལ་ཁར་སིལ་ཟས་རིགས་སྤང་དགོས་པ། ནད་གཞི་ལྡང་བའི་སྐབས་སུ་ཆང་རག་དང་དུ་བ། ཇ་གར་པོ། ཏུས་ཐང་སོགས་ཚ་སྐྱུར་གྱི་ཟས་སྐོམ་རྣམས་མི་བསྟེན་ཞིང་ལུས་སེམས་ཀྱང་མ་འཁྲུགས་པར་ཉིན་བདུན་ནས་བཅུ་བཞིའི་བར་ངལ་གསོ་རྒྱག་པ། ནད་གཞི་ཕན་སྐྱེད་བྱུང་རྗེས་ཁ་ཟས་ཕྱིད་འགྲངས་ཙམ་བསྟེན་པ་བཤད་ཡོད། དེ་ལྟར་བསྟེན་དགོས་པའི་རྒྱུ་མཚན་ནི་ཟས་རིགས་བདེ་བླག་ངང་འཇུ་སླ། གལ་ཏེ་འགྲངས་དྲག་ན་ཕོ་བའི་རྗེམས་དང་ནང་སྐྱི་རྒྱུངས་དྲགས་པས་ནད་གཞི་སོས་དཀའ་རུ་འགྱུར་བའི་ཕྱིར་རོ། །

༢. སྤྱོད་ལམ་གྱི་སྒོ་ནས་བཅོས་ཐབས་བསྟན་པ།

ཉེ་བའི་ལོ་འགའི་རིང་ལ་ཀྲུང་ལུགས་གསོ་རིག་དང་། སོག་ལུགས་གསོ་རིག། ཡང་ན་ཕྱི་ལུགས་གསོ་རིག་སོགས་གསོ་བྱེད་ཀྱི་གཞུང་ཚད་ལྡན་ཡིན་མིན་དག་གིས་དམིགས་ཡུལ་མི་འདྲ་བ་རེ་བཟུང་ནས་ཕོ་བ་སྨུག་པོའི་ནད་གཞི་སྤྱོད་ལམ་གྱིས་བཅོས་ཐབས་དང་། ཕོ་བ་བསྐྱུམ་ཉེ་བྱེད་ཚུལ། ཁོང་ནད་སྔོན་འགོག་བྱེད་ཐབས་

སོགས་རྒྱ་བོད་དབྱིན་གསུམ་གྱི་དུས་དེབ་དང་ཕྱོགས་སོ་སོའི་བཤད་ཚུལ་མི་འདྲ་བ། བལྟ་ཚུལ་མི་གཅིག་པ་རྣམ་པ་སྣ་ཚོགས་སྣང་ལས་ཇེ་མང་དུ་འགྲོ་མུས་སུ་མཆིས། ཡིན་ནའང་རི་བོང་ཅལ་འདྲོགས་ཀྱི་ངང་ཚུལ་ལྟར་ཁྱེངས་ལུང་ཡོད་མེད་ཅི་རིགས་ཀྱི་རྗེས་སུ་མི་འབྲང་བར་རང་ལུགས་དང་མཐུན་ཞིང་རྟོག་གཏམ་ཕྲ་ས་རེ་གདམ་སྟེ་བརྗོད་ན། ཕོ་བ་སྨུག་པོའི་ནད་གཞི་དང་སེམས་ཁམས་བར། དེ་བཞིན་དུ་ཕོ་སྨུག་དང་གནམ་གཤིས་བར་གྱི་འབྲེལ་བ་ཚན་རིག་གིས་བདེན་དཔང་བྱེད་ཡོད། དཔེར་ན། ཆེད་ལས་འཕྲུལ་ཆས་ཀྱི་ཁ་ལོ་བ་དང་། ཀླད་ཤུགས་ངལ་རྩོལ་པ། ཉེན་རྟོགས་པ་སོགས་དུས་རྒྱུན་དུ་རིག་པ་སྒྲིམ་དགོས་པའི་མི་ཚོགས་རྣམས་ལས་རིགས་གཞན་དག་སྒྲུབ་མཁན་གྱི་མི་སྣ་དང་བཤིབས་ན་ཕོ་སྨུག་གི་ནད་གཞི་བྱུང་ཚད་ལྷ་ལྷག་གིས་མཐོ། དེ་ནི་སེམས་ཁམས་དང་ལུས་ཟུངས་ཀྱི་སྐྱུལ་རྩེ་ཟགས་ཐོན་ལས་གྱུར་པ་ཡིན། ཁྱད་པར་དུ་གོང་གི་ལས་རིགས་སྒྲུབ་མཁན་རྣམས་བྱ་བའི་དགོས་མཁོའི་དབང་གིས་དུས་རྒྱུན་དུ་ཁ་ཟས་དུས་ཚོད་ལྟར་བསྟེན་མི་ཐུབ་པ་དང་། སྡོ་བ་བཀུག་པའི་དབང་གིས་ཕོ་བའི་ནད་གཞིའི་སྐྱོང་རྐྱེན་དུ་གྱུར་བཞིན་ཡོད། དེ་ཕྱིར་གོང་གི་བཤད་ཚུལ་རྣམས་མདོར་བསྡུས་ཏེ་གོ་བ་ལེན་བདེ་བར་བརྗོད་ན། བད་ཀན་སྨུག་པོའི་ཚ་རྐྱེན་ལ་ཉེ་མ་སྤྱང་སྟེ་བསིལ་སར་བསྡད་པ་དང་། དུས་དང་རྣམ་པ་ཀུན་ཏུ་དྲག་ཤུལ་གྱི་ལས་དང་ཆང་རག་གི་རིགས་

སྤྱང་བ། སྔོས་སུ་དཔྱིད་ཀ་དང་སྟོན་ཀར་གོས་སྲབ་གྱོན་ཏེ་ཁམས་གསེང་ལ་བསྐྱོད་པ། དེ་མཚུངས་སུ་གྲང་རྐྱེན་གྱིས་སློང་བའི་གསོ་བྱ་ཉིད་ལ་ཉེན་པར་གཉིད་ལོག་པ་དང་། ལུས་གྲང་བའི་སྤྱོད་ལམ་གྱི་རིགས་སྤང་བར་བྱེད་པ། བསིལ་བྲོད་སྐོམས་སར་རྟག་ཏུ་ངལ་གསོ་རྒྱག་པ། བྲོ་སར་རྫུལ་མ་ཐོན་ཙམ་བཅག་པ། དེ་མིན་ད་དུང་མེ་དང་ཉི་མར་རན་པར་བསྲོ་ཞིང་བྲོད་དུགས་ཀྱང་ཙུང་ཙམ་རེ་བསྟེན་ན་དགའ་ངོ་ཤིན་ཏུ་ཆེའོ། །མདོར་ན་སྨུག་པོའི་ནད་གཞི་ཅན་ལ་སེམས་ཁམས་སྤྲོ་ལ་ཕེབས་ཏེ་སེམས་སྡིག་གིས་མི་མནར་བར་གལ་འགངས་ཤིན་ཏུ་ཆེའོ། །དམངས་ཁྲོད་དུ་ཁ་དྲི་མནམ་པར་སྟོན་མཇུག་སྤང་ལ་བ་མོ་བརྒྱབ་པའི་དུས་དེར་ལྷམ་མ་གོན་པར་སོང་ན་ཕན་པ་ཡོད་པར་གྲགས་སོ། །

༣. སྨན་གྱི་སྤྱིའི་བཅོས་ཐབས་བསྟན་པ།

སྨན་གྱི་སྤྱིའི་བཅོས་ཐབས་ལ་མན་རྒྱུད་རྡོ་རྗེ་སྡོ་སྦྱོར་གྱི་བཅོས་ཐབས་དང་རྒྱུན་སྤྱོད་སྨན་གྱི་བཅོས་ཐབས་གཉིས་ཏེ།

(༡) རྡོ་སྦྱོར་གྱི་བཅོས་ཐབས་བསྟན་པ། གངས་ཐིགས་དང་། ཨ་རུ་ར། བྲག་ཞུན་བཅས་གསུམ་པོ་རྒྱལ་པོ་ལྷ་བུ་དང་། བཙུན་མོ་དང་འདྲ་བར་བ་ཤ་ཀ་དང་རེ་སྐོན་པ། ཅོང་ཞི་ནི་སྲས་དང་འདྲ་ལ། བློན་པོ་དང་འདྲ་བ་ནི་མ་ནུ། ཙ་སྲུ། སྟར་བུ་གསུམ་

བཅས་པའི་རྒྱལ་བློན་བཙུན་མོ་སྲས་དང་བཅས་པའི་སྦྱོར་བ་འདི་ནི་སྨུག་པོའི་ནད་མ་ལུས་པ་གསོ་བའི་རྡོ་སྦྱོར་གྱི་སྤྱི་སྨན་ཡིན་པ་དང་། སྨུག་པོའི་སྤྱི་སྨན་གྱི་གཉེན་པོ་དེ་ཉིད་གཞིར་བཞག་གི་ཁར་གནས་དང་ནད་གཞི་སོ་སོའི་ཁ་འགྱུར་བསྟན་པ་ནི་གོང་དུ་བཤད་མ་ཐག་པའི་རྡོ་སྦྱོར་གྱི་སྤྱི་སྨན་དེའི་སྟེང་དུ་ཛ་ཏི་དང་། ཨ་ག་ར། ཙན་དན་བཅས་བསྣན་ན། སྨུག་པོ་སྙིང་དང་སྲོག་རྩར་འབྱེར་བ་འཇོམས་པར་བྱེད། ཡང་གི་ཤང་དང་། ཙན་དན་དཀར་པོ། བསིལ་གསུམ་སྟེ་ཅུ་གང་། གུར་གུམ། ལི་ཤི་གསུམ་བསྣན་ན། སྨུག་པོ་གསར་པའི་དུས་ཀྱི་ཚ་བ་རྒྱས་པ་སེལ་བར་བྱེད། ཅུ་གང་དང་རྒྱུན་འབྲུམ་ཤིང་མངར་དོམ་མཁྲིས་བཅས་བསྣན་པས་སྨུག་པོ་གློ་ལ་འབྱེར་བ་འཇོམས་པར་བྱེད་ཡང་། བོང་ང་དཀར་པོ་དང་། དོམ་མཁྲིས་གསེར་གྱི་མེ་ཏོག་བཅས་བསྣན་པས་སྨུག་པོ་ཚ་བ་སྟོད་དུ་གབ་པ་འཇོམས་པར་བྱེད་པ། ཡང་ལྕུམ་བུ་རེ་རལ་དང་། ཕག་ཁྲག་སྐྱེར་བའི་བར་ཤུན་བཅས་བསྣན་ན། སྨུག་པོ་རྩ་དང་ཚིགས་ལ་འབྱེར་ནས་ཟུག་དང་འདྲ་བ་སྟེ་འཇོམས་ནུས། རྒྱ་སྐྱེགས་དང་། པུ་ཤེལ་རྩེ་འབྲས་ཡོས་བཅས་ཀྱིས་སྨུག་པོ་གྱེན་དུ་རྡོལ་བའི་སྐྱུགས་པ་གཅོད་ནུས། ཡང་ད་ཏིག་དང་། མེ་ཏོག་བྲ་ཀྲང་བ། དུག་མོ་ཉུང་བཅས་ཀྱིས་སྨུག་པོ་ཐུར་དུ་རལ་བ་སྡོམ་པར་བྱེད། སྟར་བུ་དང་རྒྱམ་ཚྭ་སྦྲུལ་ཤ་བཅས་ཚད་ལྡན་སྦྱར་ནས་བཏང་བས་སྨུག་པོ་ཁོང་དུ་འདྲིལ་བ་འཛིག་སྟེ་ཞིག་པར་

འགྱུར་རོ། །ཡང་ད་ལིས་དང་། སེ་འབྲུ། ཧོད་སྨན་པི་པི་ལིང་བཅས་སྦྱར་བས་སྨུག་པོ་གབ་པའི་ནད་སེལ་བར་བྱེད། ཚ་གྲང་གནས་ས་དང་བཅས་ལ་གཞིགས་ཏེ་སྨན་རྟ་ཡང་ག་ར་དང་། བུ་རམ། སྦྲང་རྩི་བཅས་ཀྱི་ཁ་བསྒྱུར་ཏེ་བཏང་བས་འདུས་ནད་སྨུག་པོ་འདི་ཉིད་འཇོམས་པའི་སྨན་སྦྱོར་མཆོག་ཏུ་བཤད་པ་ཡིན་ནོ། །

(༢) རྩི་སྦྱོར་གྱི་བཅོས་ཐབས་བསྟན་པ། ཨ་རུ་ར་དང་བྲག་ཞུན་གཉིས་ནི་སྤྱིར་འདུ་བ་སྐེམ་ལ། རུ་གང་དང་གུར་ཀུམ་གཉིས་ནི་རིམ་པ་བཞིན་གློ་བ་དང་། མཆིན་པའི་ཁ་གནོན་ཏེ་གློ་མཆིན་ནད་ཀྱི་གཉེན་པོ་ཡིན། སེ་འབྲུ་དང་། བསེ་ཡབ། སྟར་བུ། ཨུ་སུ་དང་། མ་ནུ། ཨུཏྤལ། པི་པི་ལིང་དང་བཅས་བདུན་སྦྱོར་ནི་བད་ཀན་ཚ་བའི་ནད་འཇོམས་པའི་གཉེན་པོ་ཡིན་ཏེ། མཛུག་དོན་བསྡུས་པའི་ལེའུར། སྨུག་པོའི་ནད་ལ་གཉེན་པོ་བདུན་སྦྱོར་མཆོག །ཅེས་པའི་གཉེན་པོ་བདུན་སྦྱོར་ཡང་འདི་ཡིན། ཡང་ཏིག་ཏ་དང་བ་ཤ་ཀ་ཡིས་ཁྲག་མཁྲིས་ཀྱི་ཚ་བ་གསོད་པར་བྱེད་ལ། གལ་ཏེ་ཚ་བ་སྟོབས་ཆེ་ན་གི་ཝང་དང་ཙན་དན་དཀར་པོ་བསྣན་པ་དང་། གྲང་བའི་སྟོབས་ཤས་ཆེ་ན་ད་ལིས་དང་སྣ་སྨུག་གཉིས་བསྣན་དགོས། སྨན་རྟའི་དབང་དུ་བྱས་ན་སྟོད་སྨད་བར་གྱི་གནས་དང་སྦྱོར་བ་སྟེ། ལུས་ཀྱི་སྨད་ལ་བུ་རམ་དང་། བར་གྱི་གནས་ལ་ག་ར་དཀར་པོ་དང་། ལུས་ཀྱི་སྟོད་ལ་སྦྲང་རྩི་ཀྱི་ཁ་བསྒྱུར་བར་བྱའོ། །གཉེན་པོ་དེ་ནི་སྨུག་པོའི་

ནད་ཚ་གྲང་མ་ལུས་པ་འཇོམས་པའི་སྤྱི་སྨན་ཡིན་ལ། ཁྱད་པར་དུ་སྨུག་པོ་ཚ་བ་རྒྱས་པའི་ནད་ལ་ཤིན་ཏུ་ཕན་པས་བསྔགས་སོ། །

(༣) སོ་སྦྱོར་གྱི་བཅོས་ཐབས་བསྟན་པ་ལ། ཕྱི་ཡང་ཀུ་དང་། ཁུར་མང་དང་། སེ་རྒོད་ཀྱི་བར་ཤུན། སྟར་བུ་སྟེ་ས་སྟར་བྱུང་ན་རབ། ཡུང་བ་བཅས་ལྷ་བོ་གོང་མ་ཆ་བ་སྐྱེད་པ་ཚད་ལྡན་སྦྱར་བ་ནི་གཙོ་བོ་ཡིན། དེའི་འཁོར་དུ་ད་ལིས་དང་། ཤིང་ཚ། སུག་སྨེལ། ར་མཉེ། སླེ་ཏྲེས་བཅས་ཚད་ལྡན་ལེགས་པར་སྦྱར་ནས་ཞིབ་པར་བཏགས་ལ་ཀ་རས་རྟ་བྱུས་ལ་ནད་ཚ་གྲང་གི་ཁྱད་པར་ལས་ནད་གཞི་ཚ་བ་ཡིན་ན་སྨན་རྟ་ཆུ་བསིལ་དང་། གྲང་བ་ཡིན་ན་ཆུ་བསྐོལ་གྱིས་ཐུལ་ནས་བཏང་བས་སྨུག་པོ་ཚ་གྲང་ཀུན་འཇོམས་ལས་ཁྱད་པར་དུ་སྨུག་པོ་འཐབ་པའི་ནད་སེལ་བར་བྱེད་པ་ཡིན། གཞན་ཡང་ཙན་དན་དང་། ཙུ་གང་། གུར་ཀུམ། མ་ནུ། འུ་སུ་བཅས་ཀ་ར་དང་སྦྱར་བའི་སྨན་སྦྱོར་ལྷག་པ་སྦྲིད་ནས་བཏང་། སྨུག་པོའི་ནད་ཁྲག་བཅས་ཀ་ར་དང་སྦྱར་བའི་སྨན་སྦྱོར་བཏང་ན་སྨུག་པོའི་ནད་ཁྲག་ཚད་རྒྱས་པ་སེལ་བར་བྱེད་པ་ཡིན། ཡང་ན་རྒྱམ་ཚྭ། བཙའ་སྣ། ཨ་རུ་ར། པི་པི་ལིང་བཅས་ཆ་མཉམ་བཞི་ཐང་དང་ལྷག་པ་སྦྲིད་ནས་བཏང་ན་སྲོ་སྐྲེག་འཇོམས་པར་བྱེད་པ་ཡིན། ཡང་གུར་ཀུམ། དོམ་མཁྲིས། རྒྱ་སྐྱེགས། པུལ་ཤེལ་རྩེ། འབྲས་ཡོས་བཅས་ཀ་ར་དང་སྦྲང་གི་རྟ་ལ་སྦྱར་ཏེ་བཏང་བས་སྨུག་པོ་གྱེན་དུ་སྐྱུག་པ་གཅོད་པར་

བྱེད་པ་ཡིན། ཙོང་ཞི་དང་། རེ་སྐྱོན། ད་ཧྲིག། དྭག་མོ་ཤུང་། ཕྲི་ཡཀྲུ་རྣམས་འབྲས་ཐུག་ལ་བཏབ་སྟེ་ལྷག་པ་སྦྲིད་ནས་བཏང་བས་སྨུག་པོ་ཐུར་དུ་འཁྲུ་བ་གཙོད་པར་ནུས་པ་སོགས་སྨན་སྦྱོར་དེ་དག་གིས་ནི་འདུས་ནད་སྨུག་པོའི་ནད་ཀྱི་གྲོང་ཁྱེར་རྩད་ནས་འཇོམས་པར་བྱེད་ནུས་པའི་སྨན་སྦྱོར་ཡིན་པས་ཚད་ལྡན་དུ་ལེགས་པར་སྦྱར་བ་གལ་ཆེའོ། །

༤. རྒྱུན་སྤྱོད་སྨན་གྱི་བཅོས་ཐབས་བསྟན་པ།

སྨུག་པོའི་ཚ་རྒྱེན་ནམ་ཁྲག་རྒྱེན་ཞེས་པ་ཕོ་མཆིན་རོ་སྟོད་དུས་རྒྱུན་དུ་གཟེར་བ་དང་། སྐབས་སུ་མགོ་ན་བ། ལུས་ཁམས་ཉོབས་པ། ཞི་ལྟོག་ཟས་མི་འཇུ་བ་སོགས་སྨུག་པོ་སྟོད་ནས་མར་དུ་བབས་པ་ལ་མ་ནུ་བཞི་ཐང་། ཐང་ཆེན་ཉེར་ལྔ། སེ་འབྲུ་དྭངས་གནས། སེ་འབྲུ་ཀུན་ཕན་བདེ་བྱེད། སེ་འབྲུ་པད་མ་འདབ་བརྒྱད་སོགས་སེ་འབྲུའི་སྦྱོར་བ་ལས་ནུས་པ་ཤིན་ཏུ་ཆེ་བ་མེད་པའི་རིགས་དང་། སྨུག་པོའི་གཉེན་པོ་བདུན་སྦྱོར། མན་རྒྱུད་སེ་འབྲུ་བཞི་པའི་ཁ་སྐྱུར་གྱི་རིགས། མན་ངག་བསིལ་སྦྱོར། ཙོང་ཞི་བསིལ་སྦྱོར། ཕྱི་མ་རྒྱུད་ཀྱི་ཙོང་ཞི་དྲུག་པ། བདུད་རྩི་གསུམ་སྦྱོར་དང་བདུད་རྩི་ལྔ་པ། གསེར་མདོག་བཅོ་བརྒྱད་སོགས་ནད་ཁམས་དང་བསྟུན་ནས་ཞོགས་པར་བཏང་བ་དང་། ཉིན་གོང་ལ་སྤང་ཆེན་བཅུ་གསུམ། སྤང་ཆེན་གང་ག་ཆུ་བསྐྱུར། སྤང་ཆེན་བཅོ་བརྒྱད། གི་དགུ་ཁྱུང་ནག་གི་ཏིག

སོགས་ཀི་ཤང་ཙན་གྱི་སྨན་བཏང་བ་དང་ཡང་ན་ནད་གཞིའི་ངོ་བོ་ཙུང་ཟད་ལྷིན་གསེར་རྩེ་བཅོ་བརྒྱད། ཀི་ཤང་དགུ་པ། མན་རྒྱུད་སྟོ་སྦྱོར། ཁྲི་མ་རྒྱུད་ཀྱི་སྟོ་སྦྱོར། ཁྲི་རྒྱུད་ཨུཏྤལ་བརྒྱད་པ། སྨུག་པོ་གཡུལ་རྒྱལ་སོགས་གཏོང་དགོས། ཉུབ་མོར་ཟླ་ཤེལ་དང་གྲུབ་ཐོབ་རིལ་དཀར། ཀ་ལོ་སྐྱུ་རུའི་ཁ་ཚར་ཙན། སྐྱུ་རུ་ཉེར་ལྔ། མན་བསིལ། ཙོང་བསིལ་སོགས་དང་ཟླ་ཤེལ་བདེ་བའི་སྦྱུ་གུ་ཟླ་ཤེལ་བདུད་རྩི་མ། ཕླ་ཐང་རིལ་དཀར། བདེ་བྱེད་ཀུན་ཕན། པོ་རྒྱུ་བདེ་བྱེད། རིན་ཆེན་ཟླ་ཤེལ་སོགས་ནད་ངོར་གང་འཕྲོད་བཏང་བས་ཟབ།

སྨུག་པོ་གྲང་རྐྱེན་མ་ཞུ་བའི་རྒྱུ་ལས་བྱུང་བས་ཟས་མི་འཇུ་བ་དང་། སྐྲིག་པ་འབྱུང་ཞིང་བེ་སྣབས་སྐྱུགས་པ། ཕོ་བ་འཚང་གཟེར་བྱེད། ལུས་ཁམས་ཉམས་པའི་རྟགས་འབྱུང་བའི་མཐར་གཙོང་ཆེན་སེ་དྲུག་ཏུ་འགྱུར་ཉེན་ཆེ་བས་རྒྱམ་ཚ་བཞི་ཐང་། མན་རྒྱུད་སེ་འབྲུའི་རིགས། ཙོང་ཞི་ཙུར་ནེས། ཁྲི་རྒྱུད་སེ་འབྲུ་བཞི་པ། ད་ལིའི་སྦྱོར་བའི་རིགས་གང་བདེ་གང་འཕྲོད་སྐབས་དང་བསྟུན་ནས་བསྟེན་པར་བྱེད། ཤུར་པན་དང་ཆང་རག། ཐམ་ཁ། ཟས་ལྷག་སོགས་རོ་ཚ་བ་དང་ནུས་པ་རྣོ་རྩུབ་ཀྱི་ཟས་ལ་འཛེམས་དགོས། ཞི་བྱེད་དྲུག་པ། རུ་ཞི། དུང་རི་བཅོ་བརྒྱད། ཞི་བྱེད་ཉེར་དགུ། མངོན་སུམ་མེ་འདྲའི་སྦྱོར་བ། མེ་མཉམ་ཆེན་མོའི་སྦྱོར། སེ་འབྲུ་ཙུར་ནེས་བདེ་

བྱེད་སྙོམས་ལྡན། ཕག་མོ་གྲུབ་པའི་སྦྱོར་བ། བཅོ་ལྔ་དྲག་སྦྱོར། གཡུ་དྲིལ་བཅུ་གསུམ། གཡུ་ཁྱུང་། ཙོང་ཞི་འཕྲུལ་ཐལ་རིགས་འཕྲོད། གསར་བཅུད་ཟས་ཀྱི་ལུས་ཟུངས་གསོ་བ་ཙམ་ལས་ཟས་རིགས་ལ་ཤིན་ཏུ་འཛེམས་དགོས། ཕྱི་སྨྱུང་ཞིང་ཞོགས་པར་ཆུ་བསྐོལ་ཡང་ཡང་འཐུང་། མཐར་ཚ་ལའི་འཕྲུལ་བཞལ་གཙོ་བྱས་ཏེ་སྦྱོང་དང་སྐྱུགས་ཀྱིས་དྲངས། རྗེས་གཙོད་རང་གསང་མདུན་རྒྱབ་མེས་བསྲམ། གྲང་རྐྱེན་རིགས་ལ་རིན་ཆེན་རིལ་བུ་མི་འཕྲོད་ཀྱང་རིན་ཆེན་མང་སྦྱོར་ཟབ། སྐྲག་པོ་ཚ་གྲང་ཐོག་མ་ནས་འཐབ་པའི་རིགས་ཀྱང་ཡོད་པས་ན། སྨན་བསིལ་དྲོད་གཉིས་ཀ་སྙོམས་ནས་ཟུང་འབྲེལ་དུ་བཅོས་དགོས་པ་སོགས་རིག་པས་འཕྲུལ་ཤེས་པར་བྱའོ། །ཕོ་བར་ཚ་ཤར་རྒྱུག་པ་དང་ཆུ་སྐྱུར་ལངས་དུས་གྲུབ་ཐོབ་རིལ་དཀར། གཡུལ་རྒྱལ། ཙོང་ཞི་དྲུག་པ། ཞི་བྱེད་དྲུག་པ། ཙ་ཧ་དྲུག་པ། སྲུ་ཏིག་གསུམ་པ་སོགས་བསྟེན། སེར་པོ་མཁྲིས་ཁྲུ་སྐྱུགས་དུས་དུག་ཉུང་དྲུག་པའམ་ཤིང་མངར་བདུན་པ། རྒྱ་བཞལ་སྐྱུག་དུས་གུར་གུམ་བདུན་པ། ཁྲག་ཙལ་དུད་ཁུ་སྐྱུག་དུས་སེ་འབྲུ་བརྒྱད་པ་སོགས་གཏོང་། སྦོས་རྒྱངས་ཆེན་ཞི་གསེར་དང་། ཙ་ཧ་དྲུག་པ། ལྷུང་ཤས་ཆེ་ན་ཐང་ཆེན་ཉེར་ལྔ་དང་། གུར་གུམ་བརྒྱད་པ། ཨ་གར་སོ་ལྔ་སོགས་བསྟེན་པ། ན་ཟུག་ཆེ་བའི་སྐབས་སུ་ཙ་ཁྱུང་དང་གཡུ་ཁྱུང་གང་འཕྲོད་རིག་པས་དཔྱད།

༥. སྨུག་པོའི་ཁྲག་གཅོད་ཀྱི་སྨན་སྦྱོར་བསྟན་པ།

སྨུག་པོ་ཕོ་བ་དང་ལོང་ག་གང་རུང་གི་གནས་སུ་བབས་ནས་གྱེན་དུ་མཆོ་རྫོལ་བར་བྱེད་ན། དེ་གཅོད་བྱེད་ཀྱི་སྨན་ནི་རྒྱ་སྐྱེགས་དང་བ་ཤ་ཀ་བསྐོལ་བའི་གདུས་ཐང་དུ་དོམ་མཁྲིས། ག་ར། གུ་རམ། པྲི་ཡང་ཀུ་རྣམས་ཁ་ཚར་བཏབ་ནས་བཏུང་བ། ཡང་ན་སྟོང་རི་ཟླེལ་བ། འབྲས་ཡོས། ཙན་དན་དམར་པོ། པུ་ཤེལ་རྩེ། ག་ར་ཆུར་སྦྱར་བའི་སྐྱོ་མ་བསྟེན་པ། སྐྱུགས་པའི་ཁྲག་པོངས་ཤིན་ཏུ་ཆེ་སྟེ་དྲན་པ་ཉམས་ན་ར་ཁྲག་དྲོན་མོ་སྦྲང་རྩིར་གདུས་ནས་ཡང་ནས་ཡང་དུ་བཏུང་བ། གྲོད་ཆུ་ལུས་སུ་བཅིང་ངམ་ཆུ་ཡི་འཁྲུལ་འཁོར་རྫེག་པར་བྱེད་པས་དྲན་པ་སླར་གསོས་པ་དང་ཁྲག་ཀྱང་གཅོད་ནུས། ཟླུངས་ཁྲག་ཐུར་དུ་རྫོལ་བ་ལ་བྱ་རྐང་པ་དང་། རྒྱ་སྐྱེགས། ཐ་རམས། བ་ཤ་ཀ་སོགས་ཀྱི་གདུས་ཁུ་གྲང་མོའི་ནང་ལ་གུ་རམ། བྲག་ཞུན། ཨ་ཡུ། པུཥྤ། ག་ར་རྣམས་ཕྱེ་མ་བཏབ་སྟེ་འཐུང་བ་དང་ཡང་ན་དེའི་ཕྱེ་ཁུས་ཐུལ། འདི་ནི་ཐུར་བཤལ་གཅོད་པའི་གདམས་པ་ཡིན། ཡང་ན་ནས་ཚིག་གདུས་ཁུའི་ནང་ལ་དོམ་མཁྲིས། ཤིང་ཚ། པྲི་ཡང་ཀུ་བཏབ་སྟེ་བཏང་ན་གཅོད་པའི་མཆོག། ཟླུངས་ཀྱི་ཐུབ་པའི་མི་རྣམས་ལ་སྨད་ཁྲག་ར་ཡི་ཁྲག་དེའི་ནང་ལ་པུ་ཤེལ་རྩེ་ཡི་ཕྱེ་མས་སྦྱར་བའི་འཇམ་རྩི་མས་ནས་ཡར་བཏང་ན་མཆོག། གཞན་ཡང་གྱེན་རྫོལ་མ་ཆོད་ཟླུངས་ཡོད་ན་དོང་ག་ཁྲིན་གུ། ཏི་ཁྱི་ཏ་

རྣམས་བསྐོལ་བའི་ཁུ་བའི་ནང་དུ་ཨུཏྤལ་དང་ཕྲི་ཡང་ཀུ་བཏབ་ཁུ་བ་བཏང་། དེ་ཡིས་ནད་འབྱུང་འོལ་ཁ་བསྒྱུར་དགོས། ཁ་ཟས་འབྲས་སམ་སྤྲང་རྩི་དང་། ཡང་ན་ག་ར་བཏབ་ནས་ཐྲེན། དེ་བ། དེ་བཞིན་ཡོས་ཐུག་སོགས་འཇུ་སླ་བའི་རིགས་དང་ཡང་ལ་བསིལ་བའི་ཁ་ཟས་གང་འཚམས་སྦྱར་ལ་བཏང་ངོ་། །

༤. དཔྱད་ཀྱི་བཅོས་ཐབས་བསྟན་པ།

སྨུག་པོ་དཔྱད་ཀྱི་བཅོས་ཐབས་ནི་གཙོ་བོར་སྨུག་པོའི་ནད་བར་དུ་འཁྲུགས་པ་སྣེ་རླུང་ཁྲག་འཐབ་པའི་དུས་ལ་དཔྱད་བཅོས་བསྟེན་དགོས། དཔྱད་བཅོས་ལས་དུགས་ཀྱི་སྨན་སྣ་ལ་ཆུ་དང་ཏ་པོ་སྣེ་བྲག་སྐྱུ་ཏ་པོའི་ལོ་མ་བཙོས་པའི་ཚ་དུགས་བརྒྱབ་པས་འཕྲལ་དུ་ཟུག་གཟེར་གཙོག་ནུས་པ་དང་། གལ་ཏེ་ཆེར་མ་ཕན་ན་ནད་པའི་ཟུངས་སྟོབས་ལ་བརྟག་དགོས། ཟུངས་སྟོབས་བཟང་པོར་ཐོག་མ་ཉིད་ནས་སྔོན་འགྲོའི་ཡུན་བསྲིངས་ཏེ་འཛམ་རྩེ་བསྟེན་དགོས། རྒྱུད་ཕྱི་མའི་སླེ་འཛམ་གྱིས་རླུང་སེལ་ལ་དེའི་རྗེས་སུ་དུར་བྱེད་དང་སྣར་བུ། དུང་དཀར་ཏར་བསྲེགས་ཀྱི་ཐལ་བ། དུག་བཏོན་ཟིན་པའི་སྨྱུལ་ཤ། རྒྱ་ཚ་སོགས་བུ་རམ་དང་སྦྱར་བའི་བཞལ་སྨན་གྱིས་སྦྱོང་། ཟུངས་སྟོབས་ཞན་ནས་སྦྱོང་མི་འཕྲོད་ན་འཛམ་རྩེ་སྣེ་ཕྱི་རྒྱུད་བཀྲུ་འཛམ་ལན་རེ་དང་ནི་རུ་ཏ་སྣེ་ཕྱི་རྒྱུད་ཀྱི་སྦྱོར་བ་བར་མ་གཉིས་

གཉིས་སྤེལ་ཏེ་ལན་གྲངས་བདུན་ནམ་དགུའི་བར་ཅི་རིགས་བཏང་ན་རླུང་མལ་དུ་གཞུག་ཅིང་ལོང་ཐུགས་ཀྱི་ཁྲག་སྐམ་ཕྱིར་ཏུ་དབྱུང་ཐུབ་པར་འགྱུར་རོ། །དཔྱད་དུ་སྟོད་ཀྱི་གཏར་རྩ་ཏུ་ཐུང་དང་རྩེ་ཚུང་གཏར། སྨད་དུ་ལོང་རྩ་ཁ་ཕྱི་ཙམ་གཏར་བར་གཙེས། རྒྱབ་ཀྱི་ཨན་སྟོང་ཚིགས་པ་དང་པོ། ཚིགས་པ་བཅུ་གསུམ། ལོང་གསང་བཅས་མེ་བཙས་བསྣམ་དགོས། དེ་ལྟར་བྱས་པས་སྨྱུག་པོ་འཐབ་པ་རང་གནས་སུ་ཞི་བར་འགྱུར་བ་ཡིན། ཐ་མར་སྨྱུག་པོའི་ནད་བཅོས་ཟིན་ནས་སླར་མི་ལྡོག་པའི་ཐབས་ལ་དཔྱད་ཀྱི་བསྟེན་ཐབས་ནི་རྒྱུད་ཕྱི་མ་ལྟར་འཇམ་བཤལ་གྱི་སྦྱོར་བ་ཁག་བསྟེན་པ་དང་། ཡང་ན་སྲོག་རྩའི་གསང་ཚིགས་དགུ་པ་རྣམས་མེས་བཙས་བསྣམ་པ་སོགས་ཞིན་ཏུ་ཕན་ནོ། །

གཉིས་པ། བྱེ་བྲག་གི་བཅོས་ཐབས་བསྟན་པ།

༡. ཕོ་བའི་བཅོས་ཐབས་བསྟན་པ།

ཕོ་བར་གནས་ཚེ་བད་ཀན་གཙོ་བོར་བཅོས་དགོས་ཏེ་ནངས་སྔ་མོར་སེ་འབྲུ། ཞིང་ཚ། སུག་སྨེལ། པི་པི་ལིང་བཅས་མེ་རྡོད་གསོ་བའི་སེ་འབྲུ་བཞི་པ་དང་། སྨྱུག་པོའི་ཁྲག་མཁྲིས་ཚ་བ་སེལ་བའི་སེ་འབྲུ་བཞི་པ་གཉིས་ལྟག་པ་སྤྲད་དེ་བཏང་། མ་ནུ་བཞི་ཐང་བཏང་སྟེ་

ཕོ་སྨུག་འཇོམས་པར་བྱེད་དགོས། གཡུ་ཐོག་བཀྲ་ཤིས་མགོན་གྱིས། སྨ་ཡིས་བད་ཀན་སེལ་ཞིང་ཁྲག་འདྲིལ་བཤིག། འཁྲུགས་པ་འཇུ། སྟག་ཚེར་གྱིས་དྭངས་སྙིགས་འབྱེད། མ་ནུས་ཁྲག་གཟེར་གཅོག་ཅིང་དྭངས་སྙིགས་འབྱེད། ཚད་པ་གཅོག། སླེ་ཏྲེས་ཀྱིས་འབྱེད་ཅེས་གསུངས། གཞན་ཡང་སེ་འབྲུ། ཤིང་ཚ། སུག་སྨེལ། པི་པི་ལིང་གི་ཁར་གུར་གུམ། མ་ནུ། ཨུ་སུ། སྟར་བུ་བསྣན་ལ་ལྷག་པ་ཐྲིད་དེ་བཏང་། གུར་གུམ་སྦྱོར་བས་དྭངས་སྙིགས་འབྱེད་དེ་ཟུངས་སུམ་འགྱུར་བའི་ཁྲག་ངན་ཕྱི་རུ་དབྱུང་། ཨུ་སུ་དང་སྟར་བུ་བསྣོབས་པས་སྨུག་པོའི་ངན་ཁྲག་རྒྱས་པ་འཇུ་ཞིང་བད་ཀན་ཚ་བ་སེལ། མ་ནུ་བསྣོབས་པས་ཁྲག་རླུང་འཐབ་པས་ཟུག་གཟེར་གཅོག་པ་དང་དྭངས་སྙིགས་འབྱེད་པར་བྱེད་པ་ཡིན། སྨན་སྟེ་ཨེ་ལས། སེ་འབྲུས་བད་ཀན་སེལ་མོད་ཀྱང་། །སེ་འབྲུ་བཞི་དྲུག་བརྒྱད་མི་བཏང་། །ཚ་དང་ལན་ཚྭའི་སྦྱོར་བ་ཡིས། །ཁྲག་ནི་རུལ་བར་བྱེད་པའི་ཕྱིར། །ཞེས་གསུངས་པའི་སེ་འབྲུ་བཞི་བ་ནི་སེ་འབྲུ། ཤིང་ཚ། ཕོ་བ་རིས། ཁ་རུ་ཚ་བསྣན་པའི་སེ་འབྲུ་བཞི་པ་དང་དེའི་སྟེང་ལན་ཚྭ་ཞེས་ཁ་རུ་ཚྭ་ལས་གཞན་ལན་ཚྭའི་སྨན་སྦྱོར་མེད་པར་བསམ། འདི་ནི་གཙོ་བོ་ཞུ་རྗེས་ཀྱི་རོ་ལ་དམིགས་ནས་གསུངས་ཡོད་པར་འདོད། གཞན་སུམ་པ་ཡེ་ཤེས་དཔལ་འབྱོར་གྱིས་མཛད་པའི་ལག་ལེན་བདུད་རྩི་ཟིལ་དཀར་ལས། ཕོ་གནས་སེ་འབྲུ་བཞི་དང་གཡུལ་རྒྱལ་ཐྲིད། །ཅེས་

གསུངས་པ་འདི་ནི་སྨུག་པོ་གཡུལ་རྒྱལ་གྱིས་ཁྲག་མཁྲིས་ཚ་བ་དང་གཉན་ཚད་རྒྱས་པ་སེལ་བ་དང་། འདིར་སེ་འབྲུ་གཙོ་བོ་དྭངས་སྙིགས་འབྱེད་པ་ལ་དགོངས་ནས་བསྣེབས་པ་ཡིན་ཞིང་དེ་མིན་སེ་འབྲུ་མང་དུ་བཏང་བས་ཕོ་བའི་སྐྱུར་ཁུ་ཟགས་ཐོན་གྱི་བོངས་ཚད་མཐོ་རུ་ཕྱིན་ནས་སྨུག་པོའི་ཁྲག་ཚད་འཛོམས་པར་མི་ཕན། དེ་ཕྱིར་ནད་ཀྱི་ངོ་བོ་དང་སྨན་གྱི་བསིལ་དྲོད་ལ་དཔག་ནས་བསྟེན་པར་གཅེས།

༢. མཆིན་པའི་བཅོས་ཐབས་བསྟན་པ།

མཆིན་པ་ནི་ཁྲག་གི་མཛོ་དང་དྲོད་ཀྱི་གཞི་ཡིན་པས་འབྲས་སྐྲན་ཅེ་རིགས་མང་ཆེ་ཤོས་ཁྲག་གི་དྭངས་སྙིགས་ལེགས་པར་ཕྱེད་མ་ཐུབ་པར་བརྟེན་ནས་བྱུང་གི་ཡོད་པ་ཤ་སྟག་ཡིན། དེ་ལ་ཐོག་མཐའ་བར་གསུམ་དུ་ཁྲག་ནད་དང་མཆིན་པར་བཅོས་པ་ཆ་མཉམ་དུ་གཙོ་བོར་འཛིན་དགོས། དེ་ཕྱིར་མཆིན་པའི་ཁ་འཛིན་གྱི་སྨན་ལ་གུར་གུམ་གཙོ་བོར་འཛིན་དགོས། རྒྱུད་ལས། མཆིན་པར་གནས་ཚེ་ཁྲག་ནད་གཙོ་བོར་བཟུང་། །ཞེས་གསུངས་པས་རྒྱུད་ཀྱི་གུར་གུམ་མཆོག་བདུན་དང་། ཏིག་ཏ་བསྣན་པའི་མ་ནུ་བཞི་ཐང་སོགས་བཏང་བ། དེ་མཚུངས་སུ་གི་ཝང་གུར་གུམ་ཨུཏྤལ་བ་ལེ་ག །ཏིག་ཏ་བྲག་ཞུན་རུ་ཏ་བ་ཤ་ག །གསེར་གྱི་མེ་ཏོག་ག་ར་གི་ཝང་དགུ །

མཆིན་ཚད་རྒྱས་དང་མཆིན་ཁྲག་རྒྱས་པ་དང་། །མཆིན་ནད་བད་ཀན་སྨུག་པོ་རྒྱས་པ་སེལ། །འདི་ནི་མཁས་པའི་སླང་ཆེན་དགུ་བར་གྲགས། །ཕྱི་མ་རྒྱུད་ཀྱི་རུ་གང་བརྒྱད་པ་སྟེ། བསིལ་གསུམ། བྲག་ཞུན། ཏིག་ཏ། པི་པི་ལིང་། ཨ་རུ་ར། མཚལ་དང་ག་ར་རུ་གང་སྦྱར། མཆིན་ཁྲག་རྒྱས་དང་སྨུག་པོའི་ཚ་བ་སེལ། །ཞེས་པའི་སྨན་འདི་བསྟེན་པ་དང་། དེའི་སྟེང་སྨུག་པོའི་གཉེན་པོ་བདུན་སྦྱོར་ལ་ཚ་སྟོབས་ཆེན་གྱི་ཕང་དང་ཙན་དན་བསྣན་པ། དེ་ནི་ཕོ་སྨུག་མ་ལུས་འཇོམས་པའི་སྤྱི་སྨན་དུ་གྲགས། ཁྱད་པར་སྨུག་པོ་ཚ་བ་རྒྱས་ལ་བསྟུགས། རྡོ་སྦྱོར་ཨ་རུ་བྲག་ཞུན་རྒྱལ་པོ་ལ། བཙན་མོ་བ་ཤ་ག་དང་རེ་སྐོན་པ། ཙང་ཞི་སྲུས་ལ་སྟོན་པོ་གཉེན་པོ་གསུམ་སྨུག་པོ་མ་ལུས་གསོ་བའི་གཉེན་པོ་ཡིན་པས་སྨན་སྣ་འདི་དག་ནད་སྟོབས་སྐབས་དང་སྦྱར་ཏེ་ལྷུག་པ་སྤྲད།

༣. རྒྱ་མའི་བཅོས་ཐབས་བསྟན་པ།

སྨུག་པོའི་ནད་དེ་རྒྱུ་མར་གནས་པའི་ཚེ་ན་མཁྲིས་པ་གཙོ་བོར་བཟུང་ནས་བཅོས་དགོས། རྒྱུ་མ་ནི་སྣོད་ཀྱི་མཁྲིས་ཁུའི་རྒྱུ་གནས་ཡིན་པའི་ཕྱིར། དེ་ལ་ཏིག་ཏ་དང་། མ་ནུ། དུག་མོ་ཉུང་བཅས་ཀྱི་གྲང་ཐང་ལེགས་པར་བསྟེན་པར་བྱ། དེ་ལྟར་བྱས་པས་རྒྱུ་མར་གནས་པའི་མཁྲིས་ཁུ་ལེགས་པར་རྒྱུ་ཐུབ་པ་དང་། རྒྱུ་དོས་ཀྱི་བད་

ཀུན་ལྡན་ལྡིན་གཙང་མར་བཟོ་ཐུབ། ཇི་སྐད་དུ། དུག་ཞུང་པོང་ང་ག་དུར་བ་ལེ་ཀའི། །ཐང་གིས་རྒྱུ་ལོང་སྟོད་ཚད་མ་ལུས་སེལ། །ཞེས་གསུངས་པ་དང་། ཡང་ན་ཨེཀྲ་བཞི་ཐང་བཏང་བས་ཕན་པ་ཡིན། སྨན་གྱི་ཕྱེ་མར་ཐྲག་ཞུན་དང་། དུག་ཞུང་། པོང་དཀར། དོམ་མཁྲིས། མ་ནུ། ཨུ་སུ། ཨ་རུ་ར། ག་དུར། ཀ་ར་བཅས་ལེགས་པར་སྦྱར་བའི་ཕྱེ་མ་བསྟེན། དེས་ཀྱང་ཞི་བར་མ་ནུས་ན་གོང་དུ་བཤད་པའི་དུར་བྱེད། རྫོང་ལེན། ཚ་ལའི་བཤལ་གྱིས་སྦྱོང་བར་བྱ་དགོས་པ་ཡིན་ནོ། །

༩. ལོང་ག་སྨུག་པོའི་བཅོས་ཐབས་བསྟན་པ།

སྨུག་པོའི་ནད་དེ་ལོང་དུ་གནས་པའི་ཚེ་རླུང་ཉིད་གཙོ་བོར་བཟུང་ནས་བཅོས་དགོས། ལོང་ནི་རླུང་གི་གནས་ཡིན་པའི་ཕྱིར་རོ། །དེ་ལ་དང་པོ་མ་ནུ། ཀཎྜ་ཀ་རི། སླེ་ཏྲེས། སྒ་སྐྱུ་བཅས་བཞི་ཡི་ཐང་བཏང་། ཡང་ན་སེ་འབྲུ། ཚ་བ་གསུམ། བཟང་པོ་གསུམ་སྟེ་ཧྥོ་ཏི་དང་ཀ་ཀོ་ལ། སུག་སྨེལ། གུར་གུམ། ཤིང་ཚ། ཟི་ར། ཨ་རུ་ར། རྒྱམ་ཚ། ཁ་རུ་ཚ། བུ་རམ་དང་བཅས་ལེགས་པར་སྦྱར་ཏེ་ཆུ་ཚན་གྱིས་འཐུལ་བས་ལོག་པ་སྒྲོ་འཁྲིག་བྱེད་པ་དང་། དེ་བཞིན་ལོང་གི་རླུང་རྣམས་འཇོམས་པར་བྱེད། ད་དུང་ལུས་སྨད་དུ་ཟུག་ཆེ་ལ་བཤང་བ་འགགས་ན་ནི་རུ་ཏས་མས་ནས་འདྲེན་པར་བྱ་དགོས།

གསུམ་པ། གནས་སྐབས་དུས་དང་སྦྱར་ནས་བཅོས་ཐབས་བསྟན་པ།

༡. ཚ་བའི་དུས་ཀྱི་བཅོས་ཐབས་བཤད་པ།

སྨུག་པོ་ཚ་བའི་སྐབས་སུ་རུ་རྟ་དང་ཏིག་ཏ། བ་ཤ་ཀ། པུ་ཤེལ་རྩེ། མ་ནུ་སྣེ་རུ་རྟ་ལྡེ་ཐང་གིས་སྨུག་པོའི་ཟུག་གཟེར་འཕྲལ་དུ་གཅོག་ནུས་པ། ཕྱི་མ་ནི་ཙན་དན་དང་གི་ཝང་། གུར་གུམ། ཅུ་གང་། མ་ནུ། ཨུ་སུ། བ་ཤ་ཀ། ཨུཏྤལ། རེ་སྐོན་པ། ཏིག་ཏ། བྲག་ཞུན་རྣམས་ག་ར་དང་སྦྱར་ལ། ཉིན་རེར་ཐེངས་གསུམ་སྣེ་སུམ་ཡུར་དུ་བཏང་། ཡང་ན་ཨ་རུ་ར་དང་བྲག་ཞུན། རེ་སྐོན། ཀྱི་ལྕེ། ཐང་ང་། སྤང་རྩི་དོ་པོ། ཕྲི་ཡང་ཀུ་བཅས་ག་ར་དང་སྦྱར་ལ་བཏང་། ཡང་ན་ཙན་དན་དཀར་པོ་དང་། གི་ཝང་། ཅུ་གང་། གུར་གུམ། ལི་ཤི་བཅས་གསུལ་གསུམ་དང་། ཏིག་ཏ། བ་ཤ་ཀ། རུ་རྟ། བྲག་ཞུན། ཨ་རུ་ར་བཅས་ག་ར་དང་སྦྱར་ལ་ཆུ་གྲང་གིས་འཕྱུལ་བས་སྨུག་པོ་ཚ་བ་རྒྱས་པ་འཇོམས་པར་བྱེད་པ་ཡིན། ནད་རོ་འདོན་པར་བྱེད་པ་ལ་དཔྱད་དུ་ཕོ་བ་སོགས་སྟོད་དུ་བབས་ན་སྟོད་ཀ་དང་། མཆིན་པ་སོགས་བར་དུ་བབས་ན་རུ་ཐུང་། རྒྱུ་མ་སོགས་སྨད་དུ་བབས་ན་ཚོང་རྫ་སོ་སོར་བབས་པའི་གནས་དང་སྦྱར་ནས་གཏར་དགོས་པ་

ཡིན། ཁྲེ་མ་དང་གཏར་གྱིས་ད་དུང་ཞི་བར་མ་ནུས་ན་གོང་གི་མཆིན་པའི་གནས་སྐབས་སུ་བཤད་པའི་དུར་བྱེད་དང་། ཏོང་ལེན། ཚ་ལའི་རིལ་བུས་སྦྱོང་བར་བྱ་དགོས། ཀོང་སྤྲུལ་རིན་པོ་ཆེ་ཡིས་མཛད་པའི་ཡང་ཏིག་ལས། དང་པོ་ཆུ་སྐྱུར་སྐྱུགས་པའི་ལོ་མ་ཤར་ཚེ་སྨུག་པོ་ཚ་བའི་དུས་ཡིན་པས་ཐྲོད་བཏང་མི་ཉན། ཐང་ཆེན་ཉེར་ལྔ་བཏང་། ཕྱིར་སྨུག་པོ་གྲང་རྐྱེན་མ་གཏོགས་སྟོད་སྨད་བར་གསུམ་ཐམས་ཅད་དུ་ཐང་ཆེན་ཉེར་ལྔ་པོ་ན་ཟབ་ཆེ་བས་རྒྱུན་དུ་གཏོང་དགོས། ཞེས་གསུངས་སོ། །

༢. བར་དུ་ཚ་གྲང་འཐབ་པའི་དུས་ཀྱི་བཅོས་ཐབས་བཤད་པ།

སྨུག་པོའི་ནད་དེ་བར་དུ་འཁྲུགས་ཏེ་རླུང་ཁྲག་འཐབ་པའི་དུས་སུ། ལུས་པོ་མ་གྲང་བར་ཅུང་ཟད་རྩོལ་བཅག་ཅིང་ཟས་སྐོམ་སོགས་བསིལ་ཐྲོད་གཉིས་པོ་ཁྲེའུར་སྦེ་སྤེལ་མར་བསྟེན། དེ་ཡང་སེ་འབྲུ་དང་། མ་ནུ། སྟར་བུ། པི་པི་ལིང་། བ་ཤ་ཀ་བཅས་ཀ་ར་དང་སྦྱར་བ་བཏང་ན་ཕན་པར་བསྔགས་པ་ཡིན། ཡང་ན་ཁྲེ་རྒྱུད་ལས་བསྟན་པའི་ཙུ་གང་བདེ་བྱེད་ཆུང་ངུའི་སྟེང་དུ་མ་ནུ་དང་། ཨུ་སུ། སྟར་བུ་བཅས་བསྡེབས་ཏེ་བསྟེན་པར་བྱ། གཞན་ཡང་ཆུ་བ་དང་། ཏ་པོ་སྟེ་བྲག་སྐྱུར་པོའི་ལོ་མ་བཙོས་པའི་ཚ་བའི་དུགས་ཀྱིས་འཕྲལ་དུ

ཟུག་གཟེར་རྒྱག་པ་དེ་བཅག་པར་ནུས། ད་དུང་དེ་ལ་བདེ་སྐྱིད་ཆུང་ཡང་ནད་པའི་ལུས་སྟོབས་བཟང་པོ་ཡོད་ན། ཐོག་མར་སྔོན་འགྲོ་ཡུན་བསྲིངས་ཏེ་འཇམ་རྩེ་སྣེ། ཕྱི་མའི་སློ་འཇམ་གྱིས་རླུང་བསལ་ཞིང་དེའི་རྗེས་སུ་དུར་བྱེད་དང་སྣར་བུ། དུང་དཀར་ཏར་བསྲེགས་ཀྱི་ཐལ་བ། དུག་འདོན་བྱས་ཟིན་པའི་སྦྲུལ་ཤ། རྒྱ་ཚྭ། བུ་རམ་དང་སྦྱར་བའི་བཤལ་གྱི་སྨན་བཏང་ནས་སྦྱང་བར་བྱ། ནད་པར་སྦྱོང་ཐུབ་པའི་ཟུངས་སྟོབས་མེད་ན་འཇམ་རྩེ་སྣེ་ཕྱི་མ་རྒྱུད་ཀྱི་བཀྲུ་འཇམ་ལན་རེ་དང་། ནི་རུ་ཧ་སྣེ་ཕྱི་རྒྱུད་ཀྱི་སྦྱོར་བ་བར་མ་གཉིས་གཉིས་སྤེལ་ཏེ་ལན་གྲངས་བདུན་ནས་དགུ་ཙམ་རིགས་བཏང་བར་བྱས་ན་རླུང་མལ་དུ་གཞུག་ཐུབ་ཅིང་ལོང་ཞུགས་ཀྱི་ཁྲག་སྐམ་ཕྱིར་དབྱུང་བར་འགྱུར་རོ། །ཀོང་སྤྲུལ་རིན་པོ་ཆེ་ཡིས་མཛད་པའི་ཡང་ཏིག་ལས། བར་དུ་རྒྱ་བཤལ་སྐྱུགས་པའི་ལོ་མ་ཤར་ཚེ་ཚ་གྲང་འཐབ་པའི་དུས་ཡིན་པས་ཁྱད་པར་གཡུ་དྲིལ་བཅུ་གསུམ། ཅོང་ཞི་ཙུར་ཉིས་བདེ་བྱེད་སྨོམས་ལྡན། བདེ་བྱེད་ཀུན་ཕན། རྣ་ཤེལ་ཆེན་མོ། བདེ་བའི་སྨུག་གུ། ག་རུ་ཁ་སྦྱོར་རྣམས་བཏང་། ཁྱད་པར་འོག་ཏུ་འབྱུང་བའི་དུང་རུ་བཅོ་བརྒྱད་ཟབ། མདོར་ན་བསིལ་སྦྲིད་སྨོམས་པའི་ལྟག་སྦྲིད་བསྙེན་དགོས། ཞེས་གསུངས། དཔྱད་དུ་སྟོད་ལ་རུ་ཐང་། རྩེ་ཆུང་། སྨད་དུ་ལོང་རྩ་ཁ་ཕྱི་ཙམ་གཏར་ལ། རྒྱབ་ཀྱི་ཨན་སྟོང་ཚིགས་པ་དང་པོ་དང་། ཚིགས་པ་བཅུ་གསུམ་པ། ལོང་གསང་

བཅས་སུ་མེ་བཙའ་ཡིས་མནན་ན། དེ་ཡིས་སྨུག་པོ་འཐབ་པ་རང་གནས་སུ་ཞི་བར་འགྱུར་བའི་ཐབས་མཆོག་གོ །

༣. ཐ་མ་གྲང་བ་ལྷང་ཆད་པའི་དུས་ཀྱི་བཅོས་ཐབས་བཤད་པ།

སྨུག་པོའི་ཐ་མར་གྲང་བ་ལྷང་ཆད་པའི་དུས་ཏེ། ཚ་སྟོབས་ཡོངས་སུ་རྫོགས་ཏེ་གྲང་བ་ཁོ་ནར་གྱུར་པའི་སྐབས་ཀྱི་བཅོས་ཐབས་ནི། རྒྱམ་ཚྭ་གསུམ་ཐང་ངམ་རྒྱམ་ཚྭ་བཞི་ཐང་གང་རུང་ལན་མང་དུ་བཏང་། ཕྱེ་མ་ནི་སེ་འབྲུ་བཞི་པའི་སྙིང་པོ་བ་རིས་དང་། མ་ནུ། ཨུ་སུ། སྣ་སྐྱ་བཅས་ཀ་ར་དང་སྦྱར་ཏེ་བཏང་བར་བྱ། ཡང་ན་སེ་འབྲུ་བཞི་པའི་སྙིང་མ་ནུ་དང་། ཨུ་སུ། རྒྱམ་ཚྭ་བསྣན་ལ་བུ་རམ་དང་སྦྱར་བ་ཆུ་ཚན་གྱིས་འཐུལ། འཇམ་རྩི་དང་ནི་རུ་ར་ཡང་སྐབས་སྐབས་སུ་ལྷུག་སྦྱོད་ཀྱི་ཚུལ་དུ་སྤྱིལ་མར་བསྙེན་པར་བྱ། ཀོང་སྤྲུལ་རིན་པོ་ཆེ་ཡིས་མཛད་པའི་ཡང་ཏིག་ལས། ཐ་མ་དུད་ཁུ་སྐྱུགས་པའི་ལོ་མ་ཤར་ཆེ་ཐོག་མར་ཁྲག་ལམ་ཆོད་མ་ཆོད་ཕྱེད་པ་གནད་ཆེ་བས། ལོ་ཞུང་ཟླུངས་བཟང་རིགས་ལ་གོང་གསལ་སྨན་རྣམས་བཏང་བས་རང་བཞིན་ཆོད་པའང་ཡོད། ཆོད་ནའང་རླུང་གིས་ཁྲིད་ནས་སྐྱ་ཐབ་དང་ཆུ་གཞིར་འགྱུར་ཉེན་ཆེ་བས། དགོང་མོར་ད་ལིས་བཙུ་དྲུག། ནངས་མོར་ལྷུགས་ཕྱེ་བཅོ་ལྔ། ཉེན་གོང་ཙོང་ཞི་ཙུར་ནིས་

སོགས་ཚོང་ཞིའི་སྦྱོར་བ་བཏང་། ཟུངས་ངན་རྣམས་པ་ཁྲག་ལམ་མ་ཚོད་ན་སླང་ཆེན་བཅུ་གསུམ་ལ་ཁ་ཆེ་དང་དོམ་མཁྲིས་བཏབ་པ། མདོར་ན་ཁྲག་གཅོད་རིགས་དང་ཁྱད་པར་ཐང་ཆེན་ཉེར་ལྔར་ཁ་ཆེ་གུར་ཀུམ་ལྷ་བ་ལོག་བསྣན་པས་བཅད། ཅེས་སྐྱག་པོ་ཐ་མའི་དུས་ཀྱི་བཅོས་ཐབས་གསུངས་ཡོད། དཔྱད་དུ་གྲང་དུགས་ཀྱི་རིགས་མི་ཕན་ཞིང་ཕོ་བའི་གསང་དང་ལོང་གའི་གསང་། རྒྱབ་གསང་ཚིགས་པ་དྲུག་པ། ཚིགས་པ་བདུན་པ། ཚིགས་པ་བརྒྱད་པ་བཅས་ལ་མེ་བཙས་བསྲེ་བར་བྱ་དགོས། གཏར་ག་དང་བཤལ་སོགས་བསིལ་བའི་རིགས་དང་། སྤྱོད་ལམ་བརླན་གཤེར་གྲང་མོ་བསེར་བུ་རྣམས་ལོ་དུས་བར་དུ་སྤང་བར་གཅེས། རྫོད་དང་གསར་བཅུད་ཀྱི་ཟས་རིགས་མང་དུ་བསྟེན་ན་ཕན་སྐྱེད་ཆེའོ། །

བཞི་པ། ནད་གཞིའི་རིགས་དང་སྦྱར་ནས་བཅོས་ཐབས་བཤད་པ།

༡. ཁྱེར་བའི་བཅོས་ཐབས་བཤད་པ།

ཁྱེར་བའི་བཅོས་ཐབས་བསྟན་པ་ལ་གོང་དུ་རྡོ་རྗེ་སྡོ་སྦྱོར་སྐབས་རགས་ཙམ་བསྟན་ཟིན། དེ་ཞིབ་ཏུ་བརྗོད་ན། ཐོག་མར་སྐྱག་པོ་ཁྱེར་བའི་ནད་གཞི་གང་འདྲ་ཞིག་ཡིན་ཡང་སྔོན་དུ་བསྡུ་སྨན་

བཏང་བ་ཤིན་ཏུ་གལ་ཆེ། སྨན་དུ་ཁ་ཆེ་གུར་ཀུམ་གྱི་ཐང་གཙོ་བོར་སྟེང་། ཨ་བར་སྐྱུར་གསུམ་མ་ནུ་པ་ཏྲ་དང་། མ་ནུ་པུ་ཤེལ་ཏིག་ཏ་ཏོང་ལེན་དང་། ཀྱི་ལྕེ་བོང་དཀར་ཙ་སུ་པར་པ་ཏ། ལུག་མིག་དང་ནེ་ཙོམ་བུ་པ་ཏོ་ལ། ལྕུམ་བུ་རི་རལ་ཕག་ཁྲག་གང་ག་ཆུང་། ཨུཏྤལ་བ་ཤ་ག་དང་སྤྲི་ཡང་ཀུ། བྲག་ཞུན་སེ་འབྲུ་སུག་སྨེལ་བསེ་ཡབ་རྣམས་ཀྱི་སྦྱོར་བ་ཉེ་ཤུ་རྩ་ལྔའི་ཕྱེ་མ་འདེས། དུག་དང་སྨུག་པོ་ཚད་རྙིང་ཕྱིར་བ་བསྡུ་བར་བྱེད། འདུ་བ་ཚ་གྲང་སྙོམས་ཤིང་དང་ག་འཕྱེད། ལྷུང་མི་སྐྱེ་ཞིང་བད་ཀན་མཁྲིས་པ་སེལ། འདི་ནི་སྦྱོར་བ་ཀུན་གྱི་རྒྱལ་པོར་བཤད། སྨུག་པོ་འདུས་པའི་རྟགས་ལ་ལུས་ལྕི་ཁ་སྐམ་དང་ག་འགག་ཕོ་བ་ན་ལ་རྩ་ཆུ་ཚ་བ་སྐྱེ། འདི་རྣམས་འདུས་རྟགས་ཡིན་པས་བཤལ་གྱིས་སྦྱོང་བར་བྱ། ཕྱིར་ཚབས་ཆེན་དང་པོར་ཕག་ཁྲག་དང་། མ་ནུ། ཙ་སུ། སྟར་བུ་རྣམས་ཀ་ར་དང་སྦྱར་ཏེ་འོམས་ཕུལ། དེས་ཀྱང་སྨུག་པོ་སྟོད་དུ་ཕྱིར་བ་བསྡུ། སྨུག་པོའི་སྤྱི་སྨན་བར་མ་ནི། རྗོ་སྦྱོར་གྱིས་མདེ་ཁ་སྐྱུར་ནས་སྦྱར། ཡང་ན་སྨུག་པོ་རྒྱས་པའི་སྐབས་ཀྱི་ཕྱེ་མ་དེ་གཞིར་བཞག། དེའི་ཁར་མགོར་ཕྱིར་དོམ་མཁྲིས་དང་ཏིག་ཏ་མཆེ་ལྕུམ་བསྣན། སྙིང་ལ་ཕྱིར་ན་སྤོས་དཀར་དང་རྡོ་ཏི། ཨ་གར་བསྣན། གློ་བར་ཕྱིར་ན་ཅུ་གང་དང་ཤིང་མངར། མཚལ་དཀར་བཅས་བསྣན། མཆིན་པར་ཕྱིར་ན་གུར་ཀུམ་དང་བ་ཤ་ག་བཅས་བསྣན། སྨན་ཏ་ནི་རྒྱ་སྐྱེགས་ཁུ་བས་དབུལ། མཆེར་བར་

བྱེར་ལ་ལི་ཤི་དང་གསེར་མེ། ཕེ་ཕེ་ལིང་རྣམས་བསྣན། མཁལ་མར་བྱེར་ན་སླ་རྩེ་དང་ལྷམ་པ། སུག་སྨེལ་བཅས་བསྣན། བསམ་སེའུར་བྱེར་ན་ཚོས་དང་། བཙོད། ཞུ་མཁན་ཏེ་དམར་པོ་གསུམ་བསྣན་ཏེ་གཏོང་། དཔྱད་དུ་བྱིན་གཞུག་དང་ཡོང་རྩ་གཏར་བར་བྱ། དོན་ལྔ་གང་ལ་བབས་ན་རང་རང་རྩ་ལ་གཏར། མགོ་ལ་བབས་ན་དཔྲལ་བའི་གསེར་མདུང་དང་མཚོགས་གསང་ཆེ་ཆུང་བཅས་གང་འོས་གཏར་བར་བྱ། ནང་རྩར་བྱེར་ན་རྩ་སྦྱོང་དང་སྔོ་སྦྱོང་ཐྲགས་ལ་སྦྱང་བར་བྱ། ཤ་དང་པགས་པ། རྩ། རུས་སོགས་ཕྱི་རུ་བྱེར་བར་སྨན་སོགས་ཕྱིང་དུ་བཏང་བ་དང་ཡང་ན་ཆུ་ལུམས་སུ་གཞུག་སྟེ་བཅོས་པར་བྱའོ། །

༢. རྒྱས་པའི་བཅོས་ཐབས་བཤད་པ།

སྨུག་པོ་རྒྱས་པར་རྡོལ་དང་མ་རྡོལ་གཉིས་སུ་ཕྱེ་ཡོད་པའི་རྡོལ་བའི་བཅོས་ཚུལ་ལ་སྨན་དུ་རུ་ཏ་ལྔ་ཐང་དང་། དཔྱད་དུ་སྣོད་ཀ་སོགས་གཏར་དགོས་པ་གོང་དུ་བསྟན་ཟིན། གྱེན་དུ་རྡོལ་བ་ལ་ནད་སྐྱོབས་ལུས་ཟུངས་དང་བསྟུན་ཏེ་ཕྱི་ནས་ཐུག་པ་དང་གསུར་བདུག་བྱེད་པ། དེའི་རྗེས་རུས་ཐང་དང་བུར་ཆུ་སོགས་བཏང་ནས་ལུས་ཟུངས་བསྲུངས་ཤིང་ནད་ཚང་ཕྱིར་སྐྱུག་པར་བྱེད། སྨན་དུ་ཙན་དན་དང་པུ་ཤེལ་རྩེ། བ་ལེ་ཀ་དང་ལི་ག་དུར། པར་པ་ཏ་རྣམས་ཀྱི་

བསྙིལ་གྲང་བསྟེན། ཡང་ན་ཕྲི་ཡང་ཀུ་ནུས་བསྲེགས་བྱས་པའི་ཐལ་བར་ཞུན་མར་དྭངས་མ་དང་སྦྱར་ཏེ་བཏང་། གལ་ཏེ་དེ་དག་གིས་ཀྱང་མ་ཆོད་ན་ལོག་གནོན་དུ་དུར་བྱིད་དང་ཕྲི་ཡང་ཀུ་ཡི་ཁུ་བ་སྦྲང་དང་སྦྱར་ཏེ་བཏང་རྗེས་སུ་སེ་འབྲུ་དང་སྐྱུ་རུ་ར། འབྲས་ཡོས་ཀྱི་ཕྱེ་མ་མར་དང་སྦྱར་བའི་སྐྱོ་མ་བླུད་པར་བྱའོ། །སྨུག་པོ་དེ་ཉིད་ཐུར་དུ་རལ་བ་ལ་ལུས་ཟུངས་ལེགས་པོ་ཡོད་ན་གྲེན་རྫོལ་སྐབས་ཀྱི་བཅོས་ཚུལ་དང་མཐུན་ཞིང་། ལུས་ཟུངས་ངན་ཆེ། དེ་ལ་ཐ་རམས། བྱ་ཁང་། རྒྱ་སྐྱེགས་བཅས་བསྡུས་པའི་ཁུ་བར་ད་ཧིག་དང་དོམ་མཁྲིས། ཕྲི་ཡང་ཀུ། རེ་སྐོན་པ། ག་ར་རྣམས་སྦྱར་ཏེ་འཁྲུ་བ་གཅོད་དགོས། བཅོས་ཚུལ་དེ་ལྟར་མ་བསྟེན་ན་ནད་པའི་ཟུངས་སྟོབས་དང་ནད་གཉིས་མཉམ་དུ་ཟད་པའི་ཉེན་ཁ་ཡོད། དཔྱད་དུ་ཁང་པའི་བྱིན་ནྭ་ཆུས་བསྒྲིང་བ་དང་ཤོང་གསང་མདུན་རྒྱབ་གཉིས་སུ་མེ་བཙས་བསྲོ་བར་བྱ། འཁྲུ་བའི་ལོག་གནོན་དུ་སོན་ཆ། འོ་མ་སྦྲང་བཅས་སྦྱར་བའི་སྐྱུགས་སྨན་བཏང་རྗེས་སེ་འབྲུ་དང་པུ་ཤེལ་རྩེ། སེང་ཕྲོམ། ཙན་དན་འབྲས་ཐུག་ཏུ་བཏབ་སྟེ་བླུད། ཟུངས་ཁྲག་ཤོར་དྲགས་ན་ར་སོགས་ཀྱི་གསོན་ཁྲག་ལ་པུ་ཤེལ་རྩེ་བཏབ་པའི་འཇམ་རྩི་བསྟེན། ང་པོ་ཟད་པར་གསར་བཅུད་རིགས་ཀྱིས་ལུས་ཟུངས་གསོ། སྤྱོད་ལམ་མེ་ཉི་བསེར་བུ་སོགས་སྤངས་ནས་བསིལ་དྲོད་སྙོམས་སར་རྩོལ་བར་བཅགས། རླུང་གསང་སྟོད་སྨད་དང་བད་ཀན་གྱི་རང་གསང་

བསྡམ། འདི་ལ་གཏར་བཤལ་ལག་ཉེས་ཆེ་བས་གཏན་ནས་མི་རུང་། གཞན་ཡང་ར་ཡི་འོ་མ། ག་ར་མར་དུ་བསྐོལ་ཏེ་དགོང་དང་ཐོ་རེངས་སུ་བཏང་། བཅུད་གསུམ་དང་མངར་གསུམ་གྱི་དཀར་འདོན་གོང་སྨན་རྣམས་དང་ལྷག་པ་སྦྲད་པར་གཅེས།

༣. འཁྲིངས་པའི་བཅོས་ཐབས་བཤད་པ།

སྨུག་པོ་གབ་པའང་འཁྲིངས་པ་ལ་ཉུ་གང་། གུར་གུམ་སོགས་བཟང་པོ་དྲུག་དང་ཙོང་ཞི་མེར་བསྲེགས་ཆང་དུ་སྦྱར་བའི་ཚ་སྦྱོར་གྱིས་བཤིག་ལ་དེའི་རྗེས་སུ་སྦྱང་བཏང་བར་བྱ། ཡང་ན་ཨ་རུ་ར། ཐག་ཞུན། རེ་སྐོན་རྣམ་གསུམ་རིམ་བཞིན་ཕྱེད་སྐྱུངས་ཏེ་བསྟེན། སྐྱུ་རུ་ར། བ་ཤ་ག། རུ་རྟ། པོང་ང་བཅས་ལ་ག་ར་བུ་རམ་སྦྲང་གསུམ་གྱིས་ཁ་བསྒྱུར་བའི་ཕྱེ་མ་རིམ་བཞིན་ཐུན་བསྐྱེད་དེ་བསྟེན། དེའི་རྗེས་སུ་འཇུ་བ་དཀའ་ན་སེ་འབྲུ། ཤིང་ཚ། སུག་སྨེལ། པི་པི་ལིང་བཅས་སྦྱར་བའི་སེ་འབྲུ་བཞི་པ་བསྟེན། ཡང་ན་གངས་ཐིགས་དང་ཨ་རུ། ཐག་ཞུན། གི་ཝང་། ཙན་དན། མི་རུས་བཙའ་མ། དོམ་མཁྲིས། ཡུང་བ། ཀྱུར་རྩ། གསང་རྫས། བཟང་དྲུག་བཅས་ག་རར་སྦྱར་ཏེ་གོང་སྨན་དང་ལྷག་པ་སྦྲད་དེ་བསྟེན། ཕོག་པ་འཁྲིག་པར་གྱུར་ན་སྨན་གྱི་ཐུན་ཚད་བསྐྱེད་ལ་ཆུ་སྐོལ་ཚན་མོས་དབུལ་བར་བྱ། སྨུག་པོའི་ནད་འཁྲིངས་ནས་ཞོ་ལྷར་ཆགས་པས་ན་བཤལ་གྱིས་

ཐུར་དུ་སྦྱོང་བར་བྱ། གལ་ཏེ་བཤལ་སྨན་བཏང་བས་འབྲུ་རུ་མ་འདོད་ན་འཁྱིངས་པ་རང་གནས་སུ་ཞི་བའི་ལས་ལ་བརྩོན་དགོས། སྨན་དུ། སྟར་བུ་ཞོ་གསུམ་དང་། རྒྱམ་ཚྭ་ཞོ་དོ། མ་ནུ་ཞོ་གཅིག། ཨུ་སུ་ཞོ་གཅིག་སྨན་ཧ་ག་ར་བྱས་ཏེ་ཆུ་ཚན་གྱིས་ཐུལ་ན་ཐེ་ཚོམ་མེད་པར་འཁྱིངས་པ་བཤིག་པར་ནུས། འཁྱིངས་པ་བཤིག་པའི་རྗེས་སུ་དུར་བྱེད་དང་སྟར་བུ། ཚ་ལ། བུ་རམ་སོགས་སྦྱར་བའི་རིལ་བུ་ལུག་ཐང་གི་སོག་པའི་ཐང་གིས་ཐུལ་ཏེ་བསིལ་དྲོད་སྙོམས་པར་བསྟེན་དགོས།

༤. སྨུག་པོ་འདྲིལ་བའི་བཅོས་ཐབས་བཤད་པ།

སྨུག་པོ་ཁྲག་སྐྲན་དུ་འདྲིལ་ན། ཚྭ་བསྲེག་གི་སྦྱོར་བ་བསྟེན་པར་གལ་ཆེ། འོན་ཀྱང་སྐྲན་ནད་གསར་པ་ལ་ཚྭ་སྦྱོར་མི་འོས་པས་ཕྱི་རྒྱུད་ཀྱི་རུ་གང་བཞི་པ་སྦྱར། སྐྲན་ནད་རྙིང་པར་གྱུར་ནས་ཕྱི་མ་རྒྱུད་དུ་བསྟན་པའི་ཚྭ་བསྲེག་གི་སྦྱོར་བས་བཤལ་བར་བྱས། ཡང་ན་ཙོང་ཞིའི་སྦྱོར་བ་དང་ཟེ་ཚྭ། མཚལ་སོགས་ལུག་ཀླད་ལ་སྦྱར་ཏེ་སྐྲན་ནད་བཅོམ། ཁ་ཟས་སུ་ཕག་ཤ་གསར་བ་དང་སྦྲུལ་ཤ། ཉ་ཤ་བཅས་སྨུག་པོ་བཤིག་ཐུབ་པའི་ཟས་རིགས་ཅུང་ཙམ་བསྟེན། དེ་ལྟར་བྱས་པའི་འདྲིལ་བའི་སྐྲན་རིགས་རྣམས་ངོ་བོ་ཇེ་སླེ་རུ་མངོན་ཚེ་དུར་བྱེད་དང་རྒྱམ་ཚྭ། སྟར་བུ། སྦྲུལ་ཤ་བཅས་བུ་རམ་དང་སྦྱར་ཏེ་སྐྲན་རོ་

ཐུར་དུ་སྦྱོང་བར་བྱ། དེ་ཡང་ཤིན་ཏུ་རྙིངས་ཤིང་བཤིག་པར་དཀའ་ན་ཙུ་གང་བརྒྱད་པ་དང་དུར་བྱིད་གསུམ་སྦྱོར་གྱི་བཤལ་གཉིས་ཀ་ལྟག་པ་སྨྲད། དཔྱད་དུ་ཏུ་ཐུང་སོགས་གང་བབས་རྩ་ལ་གཏར་ན་འདྲིལ་བ་བཤིག་པར་གདོན་མི་ཟའོ། །

ལྔ་པ། ཞར་བྱུང་སྨུག་པོའི་ཁྲག་གཅོད་ཀྱི་བཅོས་ཐབས་བསྟན་པ།

སྨུག་པོའི་ཁྲག་གཅོད་ཀྱི་བཅོས་ཐབས་ནི་གསོ་བྱ་ཉིད་ཀྱི་ཟུངས་སྟོབས་བཟང་ངན་ལ་བལྟོས་ནས་སྨན་ཟུས་བསྐྱེད་དགོས། ཟུངས་སྟོབས་བཟང་བ་དག་ལ་གི་ཝང་དང་གངས་ཐིགས་ཆ་མཉམ་སེབ་པ་སྟེ་ཉི་ཟླ་ཁ་སྦྱོར་བསྟེན། ཁྱད་པར་དུ་ཐང་ཆེན་ཉེར་ལྔ་ལ་ཁ་ཆེ་གུར་ཀུམ་ལྷབ་ལོག་བསྣན་ནས་སྦྱར། དཔྱད་དུ་མདུན་རྒྱབ་སྟོད་སྨད་བར་གྱི་རང་གསང་བསྣམ། ཟས་སྤྱོད་རྒྱུན་རིང་བར་དུ་གཟབ་པ་གནད་ཆེ། ཟུངས་ངན་རྒན་འཁོགས་དང་མཚར་ལོང་མ་བྱུང་བའི་བྱིས་པ་དག་ལ་ཁྲག་ལམ་མ་ཆོད་བཅོས་དཀའ་བས་སྨན་གོང་གསལ་བཏང་། ལུས་ཟུངས་གསོ། རླུང་གསང་མནན་ཅིང་རླུང་སྨན་བཏང་བ་སོགས་རླུང་ལ་བྱ་ར་གལ་ཆེ། ཕན་བདེ་ནོར་བུའི་ཉི་མ་ལས། ཡང་ཅིག་བཅད་དགོས་གུར་ཀུམ་དོམ་མཁྲིས་ལ། །སྨན་མེ་

བརྒྱན་ལ་ཅན་དན་དམར་པོའི་གོས། །རྒྱ་མཚོ་མདངས་ལྡན་དབུ་ལ་གསེར་ཏོག་རྣམས། །ས་འཛིན་བཟང་པོའི་གྲོགས་ལ་བུ་ཤེལ་བཏགས། །མི་ཡིས་བསྐོར་བ་པ་ནི་གྲང་མོས་དབུལ། །སྨུག་པོ་གྱེན་དུ་རྗོལ་ལམ་ཐུར་དུ་རལ། །རྩ་ཆེན་མཚོན་གྱིས་བཅད་དམ་སྣ་ཁྲག་རྗོལ། །ཁྲག་ཤོར་མ་ལུས་གཅོད་པའི་མན་ངག་ཡིན། །ཞེས་ཁྲག་གཅོད་གུར་ཀུམ་བརྒྱད་པ་དང་གང་རྗོལ་གནས་དང་སྦྱར་ནས་འོས་འཚམ་བསྟེན།

དྲུག་པ། བོད་ཕྱི་ཟུང་འབྲེལ་གྱི་སྒོ་ནས་ཕོ་སྨུག་བཅོས་པའི་སྦྱོང་ཚོར་གཞིབ་བསྡུར་བྱེད་པ།

༢༠༠༦ལོའི་ཟླ་༣པ་ནས་༢༠༠༧ལོའི་ཟླ་༥པའི་བར་ཕོ་ཤེལ་ཨང་རྟགས་(olyMpUsgQ)༣༠རྒྱས་པའི་དུས་ཀྱི་སྨུག་པོའི་ནད་གཞི་ཅན(活动期溃疡)མི་གྲངས་༧༦ཡོད་པ་ལས་ཕོ་༤༦ མོ་༣༠ ལོ་གྲངས་༡༨ནས་༥༧ ཆ་སྙོམས་ལོ་གྲངས་༣༩ སྨུག་པོ་བབས་གནས་ཀྱི་རྗོལ་རྨའི་རྒྱ་ཁྱོན་དཀྱིལ་ཐིག་༣ ~ ༡༨mm བབས་གནས་ཀྱི་རྨའི་གྲངས་ཀ་༡ནས་༢བར། བརྟག་བཅོས་བྱ་ཡུལ་གྱི་ནད་པ་ཐམས་ཅད་ནི་སྨྱུམ་མ་དང་། ཁྲེའུ། སློ་མཆིན་མཁལ་ནད་སོགས་གང་ཡང་མེད་པའི་ཕོ་སྨུག་རྐྱང་རྐྱང་གི་ནད་གཞི་ཅན་ཡིན་པ།

བརྟག་ཐབས་ཕོ་ཞེལ་གྱི་ཕྲ་ཕུང་གསོན་པོར་(RUT)བརྟག་དཔྱད་བྱས་པ་དང་ནང་སྐྱིའི་འབྱར་རྩི་(wwS 染色)གཉིས་ལ་བརྟག་དཔྱད་བྱས་ནས་གདགས་ཅན་གྱི་རྟགས་ཐོན་པ། འདི་གདགས་ཅན་གྱི་རྟགས་ཐོན་པ་(阳性)ཞེས་པ་ནི་ཟངས་ཚགས་དུང་འཁྱིལ་སྲིན་ནར་འགོས་མཆེད་དུ་གྱུར་པ་མཚོན་པ་ཡིན། ཁྲག་ནག་སྐྱུགས་པ་དང་བཤང་པ་སྨུག་ནག་ཆགས་པ་སྨུག་པོ་བབས་ཡུལ་གྱི་མཐའ་འཁོར་ཏུ་རྩ་ཏུལ་དང་ཁྲག་རྫོལ་བའི་ནད་པའི་གྲངས་ཀ་༧༨མཆིས། དེ་རྣམས་ཀ་སྟེ་༣༢དང་ཁ་སྟེ་༣༢གཉིས་སུ་བགོས་ཡོད། ཀ་སྟེའི་ནད་པ་༣༨ལ་ཕྱི་ལུགས་སྨན་ཨོ་མུས་ལ་ཚོ་(奥美拉唑 ༢༠mg)ཉིན་རེར་ཐེངས་གཅིག་རེ་བསྟེན་པ། ཁ་སྟེ་ནད་པར་ནངས་དུས་ཟླ་ཞེལ་རིལ་བུ་རེ། ཉིན་གོང་སྨུག་པོ་གཡུལ་རྒྱལ་ཐུན་རེ། དགོང་མོར་ཙོང་ཞི་ཉེར་གཅིག་ཐུན་རེ་བཅས་བསྟེན། སྨན་བཅོས་ཡུན་ཚད་གཟའ་འཁོར་བཞི་རེ། སྨན་བཅོས་བྱེད་སྐབས་དང་སྨན་བཅོས་བྱེད་ཚར་ནས་ཡང་བསྐྱར་བརྟག་དཔྱད་མ་བྱས་གོང་སྨན་གཞན་བསྟེན་མི་ཚོག། སྨན་བཅོས་བྱེད་ནས་གཟའ་འཁོར་གཉིས་འགོར་བའི་རྗེས་སུ་ནད་པར་ནད་གཞིའི་གནས་ཚུལ་བཅར་འདྲི་ཐེངས་རེ་བྱས་ནས་ཟིན་ཐོར་འགོད་པ། བཅར་འདྲིའི་ནང་དོན་གཙོ་བོ་ནི་ནད་རྟགས་དང་ན་ལུགས། ནད་གཞི་དྲག་སྐྱིད་ཐུང་ཚད། སྨན་རྫས་ཀྱི་མི་མཐུན་ཕྱོགས་ཀྱི་ནུས་པ། ཟངས་ཚགས་དུང་འཁྱིལ་སྲིན་ནར་

འཛོམས་ཚུལ་བཅས་ཡིན། དེ་ནས་གཟའ་འཁོར་བཞིའི་རྗེས་སུ་
ཡང་བསྐྱར་གོང་བཞིན་བཅར་འདྲི་བྱས་ནས་རྒྱུས་ལོན་བྱེད་རྒྱུ་ཡིན།
ནད་གྲངས་༣༥ནད་གཞི་དྲིག་སྐྱེད་བྱུང་ཚད་བྱུང་ཞིང་པོ་ཤེལ་དང་ཕྲ་
ཕུང་གསོན་པོར་སོགས་ལ་བརྟག་དཔྱད་བྱས་ཆེ་ཕོ་སྨུག་གི་རྨ་ཁ་
གསོས་པ་དང་། ཟངས་ཚགས་དུང་འཁྱིལ་རྩ་མེད་དུ་འཛོམས་པ།
༢༧མ་ཐར་འབྲས་གཤིབ་བསྡུར། ཕྱི་ལུགས་ཨོ་མུས་ལ་ཙོ་ཟླ་བཞིའི་
རིང་ལ་ཕོ་སྨུག་དྲིག་སྐྱེད་བྱུང་ཚད་ལས་ནད་པ་༣༥ཡི་ནད་གཞི་དྲིག་
སྐྱེད་བྱུང་ཞིང་བརྒྱ་ཆ་ལྟར་ན97. 4% ཙམ་སླེབས་ཡོད་པ་དང་།
བོད་སྨན་སྡེ་ཚན་དྲིག་སྐྱེད་བྱུང་ཚད་ལས་ནད་པ་༧༡ཡི་ནད་གཞི་
དྲིག་སྐྱེད་བྱུང་ཞིང་བརྒྱ་ཆ་ལྟར་ན་71. 1% ཙམ་སླེབས་ཡོད།
ནད་ཀྱི་ཟུག་གཟེར་འཕྲལ་དུ་གཅོག་པའི་ཐད་ལ་བོད་སྨན་ལས་ཕྱི་
ལུགས་སྨན་གྱི་ནུས་པ་ཅུང་ཙམ་མྱུར་བ། ནད་ཟུག་ཕལ་ཆེར་ཉིན་
༡ནས་༥བར་གཅོག་ཐུབ། བོད་སྨན་གྱི་ནུས་པ་ཐོན་ཚད་ཅུང་ཙམ་
དུལ་ཞིང་སྨུག་པོའི་རྨ་སླར་གསོས་ཚད་བཟང་། སྨན་འཐུང་ནས་
ཉིན་༣ནས་༡༡བར་ཆ་སྙོམས་བྱས་ཆོ། ཉིན་༥ནང་ན་ཟུག་གཅོག་
ཐུབ་པ་བཅས་སོ། །སྨན་བཅོས་བྱས་ནས་ཉིན་གཉིས་སུ་འཁོར་བའི་
རྗེས་སུ་ཁྲག་དཔྱད་དང་གཅིན་པའི་བརྟག་དཔྱད། མཆིན་ནུས་
བརྟག་དཔྱད། སྙིང་ཁམས་བརྟག་དཔྱད་རྣམས་ཚད་ལྡན་ཡིན་ཞིང་
འགྱུར་ལྡོག་མེད་པ། རྒྱ་སྨན་གྱི་སྲིན་གསོད་ནུས་པ97. 4%

37/38ལ་སླེབས་ཤིང་སྨན་བཀག་པའི་རྗེས་སུ་ཡང་བསྐྱར་ན་ཟླུག་ལྡང་བ་མང་། བོད་སྨན་སྤྲིན་འཛོམས་ཀྱི་ནུས་པ་ཞན25% 9/38ཀྱང་སྨན་བཀག་པའི་རྗེས་སུ་ན་ཟླུག་ཆུང་ཞིང་ཟས་ལ་ཡི་ག་ཡོད་པ་དང་སྙིང་སོགས་མི་བདེ་བའི་རྟགས་མེད། ཕྱི་ལུགས་སྡེ་ཚན་གྱི་ནད་པ་དྲེག་སྐྱེད་ཕྱུང་ནས་ཟླ་བ་བཞིའི་རིང་ལ་ནད་པ་དྲུག་སླར་ལྡང་བྱེད་པ་དང་ཟླ་དྲུག་འགོར་རྗེས་ནད་པ་བརྒྱད་སླར་ལྡང་བར་བྱེད་པ་བཅས་ཡིན། བོད་སྨན་གྱི་དྲེད་སྐྱེད་ཕྱུང་བའི་ནད་པ་ཟླ་བཞི་འགོར་རྗེས་ནད་གཞི་གསུམ་སླར་ལྡང་བྱེད་པ་དང་ཟླ་དྲུག་འགོར་རྗེས་ནད་པ་བཞིའི་ནད་གཞི་སླར་ལྡང་བྱེད་པ་བཅས་སོ། །

བདུན་པ། སྨུག་པོའི་ནད་གཞི་ཕྱིར་མི་བཟློག་པའི་ཐབས་བསྟན་པ།

སྤྱིར་སྨུག་པོའི་ནད་ནི་དུས་ཡུན་རིང་པོར་བཅོས་ཀྱང་ངོ་བོ་ལྷི་ལ་བསིལ་བའི་ས་ཆུའི་རང་ཤས་ཆེ་བས་འཕྲལ་དུ་བཅོས་སྐྱེད་དང་ནད་མགོ་ཚོག་དཀའ། རྒྱུད་ལས། བཤལ་དང་ཕྱི་མས་ནད་ལྷག་མེད་པར་སྦྱང་། །སྲོག་རྩ་ཐོ་ལོང་མཆིན་གསང་མེ་ཡིས་བསྣམ། །མི་འཁྲིད་ཟས་སྤྱོད་ལོ་དུས་བར་དུ་བསྲུང་། །ཞེས་གསུངས་པ་ལྟར་ནད་དེའི་ངོ་བོ་དང་ཚབས་ཆེ་ཆུང་། གསོ་བྱའི་རང་བཞིན། ན་ཚོད།

ན་ཡུན། ལུས་སྟོབས། ཁ་ཟས་འཇུ་སྟོབས། གནས་ས། ལུང་དུས་སོགས་ཕྱོགས་ཐམས་ཅད་ལ་བསམ་བློ་ཞིབ་མོ་བཏང་སྟེ་བྱ་ར་སྒྲིམས་ནས་བཅོས་དགོས། རྒྱུད་ཕྱི་མ་ལྟར་བཤལ་དང་ཕྱི་མ་གང་འོས་ཀྱི་རིགས་བསྟེན་ནས་ནད་ལྷག་མེད་པར་སྦྱངས་པར་བྱས་རྗེས་སྲོག་རྩའི་གསང་དམིགས་དྲུག་པ། བཅུ་གཉིས་པ། མདུན་གྱི་གསང་དབུས་མ། ཡོང་གསང་བཅུ་དྲུག་པ་དང་ཡོང་ཕྱུགས་ཀྱི་གསང་། མཆིན་གསང་དགུ་པ་རྣམས་མེ་ཡིས་བསྲེག་པ་དང་། ཁ་ཟས་མི་འཕྲོད་པའི་ཟས་སྐོམ་དང་སྤྱོད་ལམ་དྲག་ཤུལ་སོགས་ལོ་གཅིག་གི་བར་དུ་བསྲུང་བར་ཤིན་ཏུ་གཅེས་དགོས།

སྨྲས་པ།

སྐྱེ་ཀ་ན་འཆིའི་སྡུག་གིས་བར་མེད་དུ། །
མནར་བའི་མཐའ་ཡས་འཁོར་བར་འཁྱམས་པའི་འགྲོ །
བདེ་བའི་གོ་སྐབས་དབེན་པའི་ཚུལ་རྟོགས་ནས། །
གསོ་བྱེད་གཞུང་ལ་བློ་ཁ་འཁོད་པར་ཤོག །
དལ་འབྱོར་རྙེད་དཀའ་སྣང་སྟོང་སྒྱུ་ལུས་འདི། །
ཤིན་ཏུ་ཉམས་ཆུང་མར་མེ་འོད་དང་འདྲ། །
ལོ་ལོ་རྣམ་གཡེང་གྲོགས་དང་མི་འགྲོགས་ཤིང་། །
ཉིན་མཚན་ཀུན་ཏུ་སྙིང་པོ་ལེན་ལ་བརྩོན། །
དྲིན་ཆེན་མེས་པོའི་ཤུལ་བཞག་ནོར་གཞུང་འདི། །

བསྐལ་པ་ཇི་སྲིད་གནས་པ་དེ་སྲིད་དུ། །
ཁྱད་པར་སྐོང་གཟུགས་ས་ཡི་གོ་ལའི་སྟེང་། །
བསྐལ་བརྒྱའི་བར་དུ་དར་བའི་སྨོན་ལམ་འདེབས། །

རྩོམ་པ་པོ་ངོ་སྤྲོད།

མཁའ་འགྲོ་འབུམ་ནི་༡༩༧༠ལོར་མདོ་སྨད་བསང་ཆུ་རྫོང་གི་ཉེ་འགྲམ་གླིང་དཀར་ཐང་དུ་སྐྱེས།

༡༩༩༧ལོར་བོད་ལྗོངས་གསོ་རིག་སློབ་གྲྭ་ཆེན་མོ་ནས་མཐར་ཕྱིན་ཏེ་ཀན་སུའུ་ཞིང་ཆེན་ལྷ་བྲང་བོད་སྨན་ཁང་དུ་སྨན་སྦྱོར་འདུལ་སྐྱོང་དང་། ནད་གཞི་བརྟག་བཅོས་སོགས་གསོ་བྱེད་ཀྱི་གཞུང་ལུགས་ལ་གོམས་འདྲིས་བྱང་ཆུབ་པར་བྱུང་། གྲོས་སུ་ལྷ་བྲང་བཀྲ་ཤིས་འཁྱིལ་གྱི་དགེ་བའི་བཤེས་གཉེན་ཆེན་མོ་བློ་བཟང་རྒྱ་མཚོ་དང་། འཇམ་དབྱངས་ཉི་མ། འཇིགས་མེད་གྲགས་པ་སོགས་སྐྱེས་ཆེན་དམ་པའི་ཞབས་ཀྱི་པད་མོ་བཀུར་ཏེ་བསེ་བསྡུས། རྣ་བསྡུས། རྟགས་རིག་དང་བློ་རིག་ཡར་ཕྱིན་སོགས་ཐུན་མོང་གི་རིག་གནས་ལ་བག་ཆགས་བཟབ་མོ་བཞག

༢༠༠༧ལོར་ཡང་བསྐྱར་བོད་ལྗོངས་གསོ་རིག་སློབ་གྲྭ་ཆེན་མོ་རུ་ཕྱིན་ཏེ་བོད་སྨན་རབ་འབྱམས་པའི་སློབ་གནས་ཐོབ་ཐང་བླངས་ཤིང་ད་ལྟ་ཀྲུང་གོའི་བོད་རིག་པ་ཞིབ་འཇུག་ལྟེ་གནས་བོད་སྨན་ཞིབ་འཇུག་ཁང་དུ་བྱ་བ་བྱེད་མུས་སུ་མཆིས།

ཕན་གྲོགས་ཡིད་ཀྱི་དགའ་སྟོན་ཞེས་བྱ་བའི་དེབ་ཕྲེང་།

（百姓益友系列丛书）

ཁག་དང་པོ།

◇ མེ་ཏོག་འདེབས་གསོ་ལག་རྩལ་སྐོར་གྱི་རྒྱུན་ཤེས།

◇ སོ་ཏོག་ལེགས་ཐོན་ཡོང་ཐབས་སྐོར་གྱི་འདེབས་གསོ་ལག་རྩལ།

◇ སྲན་ཆེན་སྤུས་ལེགས་ཐོན་ཚད་མཐོ་རུ་གཏོང་བའི་འདེབས་འཛུགས་ལག་རྩལ།

◇ པད་ཁ་སྤུས་ལེགས་ཐོན་ཚད་མཐོ་རུ་གཏོང་བའི་འདེབས་འཛུགས་ལག་རྩལ།

◇ སྔོ་ཚལ་འདེབས་གསོ་ལག་རྩལ་སྐོར་གྱི་རྒྱུན་ཤེས།

◇ ཤིང་ཏོག་འདེབས་འཛུགས་ལག་རྩལ་སྐོར་གྱི་རྒྱུན་ཤེས།

◇ ཞི་ཀ་རིགས་གསར་འདེབས་འཛུགས་ལག་རྩལ་སྐོར་གྱི་རྒྱུན་ཤེས།

◇ རྒུན་འབྲུམ་རིགས་གསར་འདེབས་འཛུགས་ལག་རྩལ་སྐོར་གྱི་རྒྱུན་ཤེས།

◇ ཁྱིམ་གསོ་སྒོ་ཕྱུགས་གཉེར་སྐྱོང་བྱེད་སྟངས་སྐོར་གྱི་རྒྱུན་ཤེས་ལག་དེབ།

◇ དྲ་སྐོར་རྩྭ་ར་དང་ཕྱུགས་རྩྭ་འདེབས་གསོའི་ལག་རྩལ་སྐོར་གྱི་རྒྱུན་ཤེས།

◇ སྒོ་ཕྱུགས་ཀྱི་རིམས་འགོག་ཉེར་སྤྱོད་ལག་རྩལ་སྐོར་གྱི་རྒྱུན་ཤེས།

◇ ཞིང་སྤྱོད་འཕྲུལ་འཁོར་བེད་སྤྱོད་དང་བདག་སྐྱོང་བྱེད་སྟངས་སྐོར་གྱི་རྒྱུན་ཤེས།

◇ ཁྱིམ་སྤྱོད་གློག་ཆས་བཀོལ་སྤྱོད་དང་བདག་སྐྱོང་བྱེད་སྟངས་སྐོར་གྱི་རྒྱུན་ཤེས།

◇ འཚོ་བའི་རྒྱུན་ཤེས་དཀའ་གནད་ཀུན་གྲོལ།

◇ བྱིས་པའི་བདེ་སྲུང་སྐོར་གྱི་རྒྱུན་ཤེས་དྲིས་ལན་བརྒྱ་རྩ་གཅིག།

◇ བུད་མེད་བདེ་ཐང་སྐོར་གྱི་དྲིས་ལན་གནད་བརྒྱ་མ།

◇ རང་ཁྱིམ་དུ་ནད་རིགས་འགོག་བཅོས་བྱེད་ཐབས་སྐོར་གྱི་རྒྱུན་ཤེས།

◇ གྲོང་གསེབ་ཀྱི་རྒྱུན་སྤྱོད་བཅའ་ཁྲིམས་སྐོར་གྱི་རྒྱུན་ཤེས་ལག་དེབ།

◇ ཁོར་ཡུག་སྲུང་སྐྱོང་སྐོར་གྱི་རྒྱུན་ཤེས།

◇ ཀྲུང་ཧྭ་མི་རིགས་ཀྱི་སྲོལ་རྒྱུན་སྤྱོད་བཟང་།

ཁག་གཉིས་པ།

◇ བོད་ཡིག་ཚིག་སྦེབ་བསླབ་པའི་ཐབས་མཆོག།

◇ བོད་ཀྱི་ཐང་ག་བཞེངས་རྩལ་སྐོར་གྱི་རྒྱུན་ཤེས།

◇ བོད་ཀྱི་བཟའ་བཏུང་རིག་གནས་སྐོར་གྱི་རྒྱུན་ཤེས།

◇ བོད་སྤོས་ཀྱི་རྒྱུན་ཤེས་གསལ་བའི་འཇུག་ངོགས།

◇ བོད་ལུགས་འཚེམ་བཟོའི་ལག་རྩལ་སྐོར་གྱི་རྒྱུན་ཤེས།

◇ གྲོང་གསེབ་ཀྱི་རྒྱུན་སྤྱོད་སྲིད་ཇུས་སྐོར་གྱི་དཀའ་གནད་གསལ་འགྲེལ།

◇ ཁྱིམ་སྤྱོད་གློག་ཆས་གྲོང་གསེབ་ཏུ་སྐྱེལ་རྒྱུའི་སྲིད་ཇུས་རྒྱུན་ཤེས་སྐོར་གྱི་དྲི་བ་དྲིས་ལན།

◇ ལྷུན་གྲུབ་མཚོ་མོའི་གཏམ་རྒྱུད།

◇ བྱ་དེ་གསོ་ཐབས་སྐོར་གྱི་རྒྱུན་ཤེས།

◇ ཕག་པ་གསོ་ཐབས་སྐོར་གྱི་རྒྱུན་ཤེས།

◇ གཟན་ཆག་དང་ཕག་གསོའི་རྒྱུན་ཤེས་ལག་དེབ།

◇ འཁྱིག་ཤོག་དྲོད་ཁང་ཆེན་པོ་དང་ཉེ་འོད་དྲོད་ཁང་དུ་ཞི་ཀྱཱ་འདེབས་གསོ་བྱེད་ཐབས་སྐོར་གྱི་རྒྱུན་ཤེས།

◇ ཚོ་གྲུ་མེད་པའི་ཞི་ཀྱཱ་འདེབས་གསོ་ལག་རྩལ་སྐོར་གྱི་རྒྱུན་ཤེས།

◇ ཞི་ཀྱཱ་གསབ་སྦྱོར་འདེབས་གསོ་སྐོར་གྱི་རྒྱུན་ཤེས།

◇ ཕྲུས་ལེགས་པད་ཁའི་ནད་སྐྱོན་དང་དེའི་འགོག་བཅོས་སྐོར་གྱི་རྒྱུན་ཤེས།

◇ བོད་ཀྱི་གསོ་བ་རིག་པའི་བྱུང་བ་བརྗོད་པ་དཔྱོད་ལྡན་གསར་བུའི་མགུལ་རྒྱན།

◇ བདུད་རྩི་སྨན་ལུམས་ཀྱི་རྣམ་བཤད།

◇ གསོ་བ་རིག་པ་ལས་བརྩམས་པའི་དྲིས་ལན་དཔག་བསམ་ལྗོན་པ།

◇ ཁབ་བཙའི་གདབ་ཐབས་དང་ཕན་ནུས།

◆ **སྨུག་པོའི་རང་གནས་བཞི་ཡི་བརྟག་བཅོས་རྒྱ་མཚོའི་རྒྱ་ཐིགས།**

◇ རུས་པའི་གནས་ལུགས་དང་རུས་ཆག་བརྟག་བཅོས་སྐོར་གྱི་རྒྱུན་ཤེས།

◇ གྲུབ་པ་ལུས་སྐོར་གྱི་རྒྱུན་ཤེས།

◇ ནད་ཐོག་རིག་པ་སྐོར་གྱི་རྒྱུན་ཤེས།

◇ བརྟག་ཐབས་རིག་པ་སྐོར་གྱི་རྒྱུན་ཤེས།

◇ གསོ་ཐབས་རིག་པ་སྐོར་གྱི་རྒྱུན་ཤེས།

◇ སྨན་རྫས་རིག་པ་སྐོར་གྱི་རྒྱུན་ཤེས།

◇ སྨན་སྦྱོར་རིག་པ་སྐོར་གྱི་རྒྱུན་ཤེས།

◇ འདུལ་སྦྱོང་རིག་པ་སྐོར་གྱི་རྒྱུན་ཤེས།

◇ བོད་ལུགས་གསོ་རིག་གི་རྒྱུན་སྤྱོད་བདེ་སླུང་ཤེས་བྱའི་ལག་དེབ།

◇ འཕེལ་འགྲིབ་ནད་སྐོར་གྱི་རྒྱུན་ཤེས།

◇ བོད་ལུགས་གསོ་རིག་གི་མེ་བཙའི་གདབ་ཐབས་སྐོར་གྱི་རྒྱུན་ཤེས།

◇ དཔྱད་མཆོག་གཏར་ཀའི་ལག་ལེན་རབ་གསལ་ཤེལ་གྱི་མེ་ལོང་།

◇ དཔྱད་བཅོས་རིག་པ་སྐོར་གྱི་རྒྱུན་ཤེས།

◇ སྦྱོང་བྱེད་རིག་པ་སྐོར་གྱི་རྒྱུན་ཤེས།

◇ བྱ་བྱེད་སྨན་པའི་སྐོར་གྱི་རྒྱུན་ཤེས།

ཕན་ཐོགས་ཡིད་ཀྱི་དགའ་སྟོན།

སྨུག་པོའི་རང་གནས་བཞི་ཡི་བརྟག་བཅོས་རྒྱ་མཚོའི་ཆུ་ཐིགས།

མཁའ་འགྲོ་འབུམ་གྱིས་བརྩམས།

《ཕན་གྲོགས་ཡིད་ཀྱི་དགའ་སྟོན་》དཔེ་ཚོགས་རྩོམ་སྒྲིག་ཚུ་ལྷན་གྱིས་བསྒྲིགས།

དཔེ་སྒྲིག་འགན་ཁུར་པ།	ཚེ་རིང་སྐྱིད།
མདུན་ཤོག་རྟུས་འགོད་པ།	ལི་ཅན་ཞུང་།
པར་སྐྲུན་འགྲེམ་སྤེལ།	ཀྲུང་གོའི་བོད་རིག་པ་དཔེ་སྐྲུན་ཁང་།
པར་སྒྲིག	པེ་ཅིན་ཡེ་ཀྲི་ཀྲོའུ་རིག་གནས་སྤྱན་སྦྱོར་ཚད་ཡོད་ཀུང་སི།
པར་འདེབས།	ལང་ཧྥང་གྲོང་ཁྱེར་ཐུ་དབྱི་པར་ལས་ཚད་ཡོད་ཀུང་སི།
དེབ་ཚད།	787mm×1092mm 1/32
དཔར་ཤོག	5.625
པར་གཞི།	2023ལོའི་ཟླ་11པར་པར་གཞི་དང་པོ་བསྒྲིགས།
	2023ལོའི་ཟླ་11པར་པེ་ཅིན་དུ་པར་ཐེངས་དང་པོ་བཏབ།
དཔེ་རྟགས།	ISBN 978-7-5211-0129-4
རིན་གོང་སྒོར་།	21.00